原发性支气管肺癌中西医防治与康复管理

国医大师潘敏求肿瘤防治丛书

名誉主编　潘敏求　黎月恒

主　编　邓天好　曾普华　刘　珍　万　涛

学苑出版社

图书在版编目（CIP）数据

原发性支气管肺癌中西医防治与康复管理/邓天好等主编
. —北京:学苑出版社，2023.9

（国医大师潘敏求肿瘤防治丛书/潘敏求主编）

ISBN 978 - 7 - 5077 - 6683 - 7

Ⅰ.①原…　Ⅱ.①邓…　Ⅲ.①肺癌 - 中西医结合 - 防治
②肺癌 - 康复　Ⅳ.①R734.2

中国国家版本馆 CIP 数据核字（2023）第 109847 号

责任编辑：黄小龙
出版发行：学苑出版社
社　　址：北京市丰台区南方庄 2 号院 1 号楼
邮政编码：100079
网　　址：www.book001.com
电子邮箱：xueyuanpress@163.com
联系电话：010 - 67601101（营销部）、010 - 67603091（总编室）
印　刷　厂：北京兰星球彩色印刷有限公司
开本尺寸：880mm × 1230mm　1/32
印　　张：8.5
字　　数：191 千字
版　　次：2023 年 9 月第 1 版
印　　次：2023 年 9 月第 1 次印刷
定　　价：58.00 元

编委会

内容概要

　　肺是人体最重要的呼吸器官，肺部的健康关系着其他脏器及人体整体的健康。在我国，肺病（肺炎、肺结节、肺气肿、肺癌等）患者众多，肺癌位列中国癌症发病率、死亡率第一位，据国家癌症中心最新发布的 2022 年全国癌症报告显示，每年新发肺癌患者约为 82.8 万，是发病率和死亡率增长最快的常见恶性肿瘤之一。一旦怀疑或确诊为肺癌，患者及其家属就会出现惊恐、慌乱、焦虑、自责、悲伤、沮丧等不良情绪。湖南省中西医结合医院（湖南省中医药研究院附属医院）肿瘤二科医师在诊治肺癌患者的过程中发现，患者总是反复向医师咨询各种问题，比如："我为什么会得肺癌呀？""为什么我不吸烟也会得肺癌？""我怎么没有症状？""我应该采用什么方法治疗？""肺癌有没有特效药？""肺癌治疗有毒副作用怎么办？""我可以吃中药治疗吗？""饮食上我该注意什么？""适合我的康复运动有哪些？""肺癌会不会传染给家人？""肺癌复查应该做哪些项目？""我做了手术怎么这么快就复发转移了？""我还可以活多久？"因此，我们将患者及其家属所咨询的问题进行收集，再根据临床经验进行解疑释惑，最后编辑整理成书，完稿后再经国医大师潘敏求教授亲自修改、审定，并赐序。

　　本书为《国医大师潘敏求肿瘤防治丛书》分册之一，书中以问答的形式呈现了原发性支气管肺癌的基本知识、临床症状、发病机制、诊断、检查、治疗、复发、转移、康复以及预防等内容，并配有通俗易懂的图片。所收录的235个问题，均为临床常见的或患者及家属最想了解的肺癌诊疗与康复相关问题。本书集诊断、治疗、康复、预防于一体，熔专业理论、科普知识、通俗表达于一炉，中西合璧，内容丰富，资料翔实，深入浅出地阐释了肺癌及其防治，突显了中医药疗法的特色和优势。随着《国医大师潘敏求肿瘤防治丛书》的发行推广，在使肺癌患者乃至广大肿瘤患者获益的同时，对临床医师、医学初学者及肿瘤研究爱好者亦有所裨益！

序

　　原发性支气管肺癌简称为肺癌，是起源于支气管黏膜和腺体的恶性肿瘤，是对人民健康和生命威胁最大的恶性肿瘤之一。作为全球头号"癌症杀手"，肺癌具有发现难、诊断难、治疗难、进展快、预后差的特点。当今时代，由于人口老龄化，人们生活节奏加快、工作压力增加，吸烟与熬夜等不良生活习惯，气候与环境污染，导致本病更为复杂、多样，也更加顽固、难治。面对肺癌，人们"谈癌色变"，一经确诊便"失了分寸，乱了阵法"。有些患者出现悲观厌世、自暴自弃等消极想法，甚者做出危害自己与他人的危险行为。其实，人们完全不必如此惊慌失措、消极绝望，因为肺癌是可防可治的！

　　中医药疗法是中华优秀传统文化，是我国的瑰宝。中医药疗法强调"天人合一""阴阳平衡"，是人们治病除疾、延年益寿的重要方法。中药具有清热解毒、清热除湿、软坚散结、活血祛瘀、以毒攻毒、健脾益肾、益气养阴、扶正补虚等功效，能提高肺癌患者的免疫力，杀死肿瘤细胞，减轻放化疗不良反应，可补充西医之不足，在缓解症状、提高患者生活质量、延长患者生存期以及"增效减毒"方面具有重要作用。基于此，湖南省中西医结合医院（湖南省中医药研究院附属医院）肿瘤二科全体医师齐心协力，团结一致，本着科学客观、务实求真、严谨治学的态度，收集肺癌患者诊治过程中遇见的问题以及患者和家属经常咨询医师的问题，并以"问答形式"进行解疑释惑，最后整理编写成《原发性支气管肺癌中西医防治与康复管理》一书。该书为《国医大师潘敏求肿瘤防治丛书》分册之一，系统全面地介绍了原发性支气管肺癌的概念、发病机制、临床表现、诊断方法、检查方法、中西医治疗与预防方法以及转移复发情况，内容齐全，知识丰富。其重点在于原发性支气管肺癌的治疗、康复、预防，不仅阐述了手术、放化疗、免疫靶向治疗等西医防治方法，而且论述了中药汤剂、中成药、针灸推拿等中医药特色防治方法，还针对不良生活饮食习惯与异常心理状况提出了康复及预防方法。无论是中央型肺癌还是周围型肺癌，还是小细胞肺癌还是非小细胞肺癌，都会给患者造成严重后果。早发现，早诊断，早治疗，是防治肺癌的王道。该书可以帮助肺癌患者及家属全面了解肺癌，懂得如何面对肺癌，明白怎样防治肺癌，对于肺癌患者的生活、工作具有一定的指导意义，可为患者造福。

关于肿瘤的中医药防治研究，前景宽阔，但是任务艰巨。因此，中医肿瘤医师，尤其是青年医师，应继承、发扬大师们的学术思想与宝贵经验，要从中医理论、临床、药物、诊断、治疗等多方面对肿瘤的中医药防治进行大胆探索与创新，充分发挥中医药防治肿瘤的独特优势，在肿瘤防治领域开拓一片新天地，为我国乃至全世界的肿瘤患者解决病痛！

潘敏求（国医大师）

二〇二二年二月八日于长沙

前　言

　　潘敏求教授系第四届国医大师，首届全国名中医，我国著名中医肿瘤学专家，国家有突出贡献专家，享受国务院特殊津贴专家，全国老中医药专家学术经验继承工作指导老师，湖南省名中医，潜心于中医药防治肿瘤的研究五十余载，学验俱丰，济世救人，心怀仁爱，德艺双馨。潘教授长期致力于肺癌等恶性肿瘤的防治研究，提出了肺癌的"瘀毒虚痰"病机论，制定了"泻肺止咳、益气养阴、清热解毒、散结止痛"之中医疗法，并创立了肺癌经验方"肺复方"，经临床验证疗效显著。如今，潘教授已年逾八旬，仍然坚持肿瘤临床、科研、教学一线工作，为肿瘤患者排忧解难，为培育中青年肿瘤专家倾囊相授，为肿瘤科研事业开拓创新，为我国肿瘤事业无私奉献，获得了患者与同行的赞誉与敬仰。

　　本书主编邓天好、曾普华系潘敏求教授学术经验继承人，长期从事肿瘤的临床与科研工作，并致力于其学术思想与临床经验的传承与创新研究。临床上治疗肿瘤常运用手术、放疗、化疗、生物免疫及靶向治疗等西医方法，疗效确切。但是，西医治疗方法在消除或缩小瘤体的同时也给患者带来了一定的痛苦，如手术风险、放化疗及靶向免疫药物不良反应等，可加速肿瘤的复发与转移，甚至有些患者因无法忍受抗肿瘤治疗的痛苦而拒绝治疗，严重影响了患者的生活质量与生存时间。而中医疗法扬所长、补不足，能达到"增效减毒""带瘤生存""人瘤共存"的目的，为肿瘤患者带来了曙光。

湖南省中西医结合医院（湖南省中医药研究院附属医院）肿瘤二科医师团队在潘敏求教授的引领下探索钻研、守正创新，在中西医结合防治肿瘤、降低放化疗及靶向免疫药物不良反应、抗肿瘤术后复发和转移等方面积累了丰富的临床经验，并取得了佳效。医师们在临床诊疗工作中常常遇到肿瘤患者及家属前来咨询相关问题，深知他们对肿瘤知识的渴求，也看到了患者及家属因缺乏一定的肿瘤知识而造成"病急乱投医"的现象，一定程度上影响了肿瘤的防治与康复。为此，今征得潘教授同意，特组织编写了《国医大师潘敏求肿瘤防治丛书》。该丛书汇总了湖南省中西医结合医院（湖南省中医药研究院附属医院）二科全体医师治疗肿瘤的临床经验，在力求介绍恶性肿瘤西医理论与治疗技术的同时，还阐述了中医药理论与防治特色，将理论与临床紧密结合，突出了实用性与科普性。该丛书弘扬了潘教授对于恶性肿瘤防、治、管的学术思想，彰显了中西医结合疗法的优势，可为医林增辉。

在本书即将付梓之际，感谢湖南省中西医结合医院（湖南省中医药研究院附属医院）的鼎力支持，感谢恩师潘教授的悉心指导与赐序！并向所有引用文献的作者、编辑者、出版者，以及为本丛书的出版付出辛勤劳动的全体编委会成员致以衷心的感谢！由于时间和经验所限，对于书中难免存在的不足和疏漏之处，敬请广大读者、专家批评雅正，以期今后再版时修改、充实、提高。

邓天好

壬寅虎年初春于岳麓山下

目　录

目

录

3

第八章　肺癌的预防 ………………… 217

第一章

肺癌的基本知识

1. 你了解自己的肺脏吗?

答:大家都知道"肺脏"这一器官,但是你真正了解它吗?

肺位于胸腔内,左右两侧各一,呈圆锥形。两肺的上部称肺尖,下部称肺底,与膈肌为邻。两肺有肺叶和肺段之分,左肺分上、下两叶;右肺分上、中、下三叶。两肺之间有心脏、大血管、气管以及食管等。支气管分支的终末细支气管称为呼吸性细支气管,包括肺泡管、肺泡囊和肺泡,统称为肺小叶,是气体交换的场所。肺部的血液循环有两套:一是肺循环,包括肺动脉、肺静脉和毛细血管网;二是体循环的支气管循环,包括支气管动脉、支气管静脉和毛细血管网。

肺是人体的重要器官,它的主要功能是通气和换气,维持人体所需的氧气。此外,肺还有代谢功能与防御功能。肺对肺内生理活性物质、脂质、蛋白质、结缔组织及活性氧类物质进行代谢。并通过咳嗽、喷嚏、支气管收缩、纤毛运动以及某些化学机制、细胞吞噬作用和免疫作用,将有害物质排出体外,从而起到防御作用。

2. 什么是癌细胞?

答:癌细胞是一种变异细胞,是产生癌症的病源。正常细胞在物理、化学、生物等致癌因子的作用下,出现原癌基因和抑癌基因突变,从而转变为癌细胞。癌细胞与正常细胞不同,其具有无限增殖、可转化和易转移三大特点,即它能够无限增殖并破坏正常的细胞组织。癌细胞除能进行无限分裂外,还会侵入周围正常组织,甚至通过体内循环系统或淋巴系统转移到身体其他部位。根据癌的病理组织类型,癌细胞大致分为三大类:鳞癌、腺癌、未分化癌。根据癌细胞的分化程度,可分为高分化、中分化、低分化、未分化癌。

3. 什么是癌基因、抑癌基因?

答:癌基因,指的是人类或其他动物固有的基因,又称转化基因,激活后可促使正常细胞癌变、侵袭及转移。癌基因主要分为病毒癌基因和细胞癌基因。病毒癌基因,是指反转录病毒的基因组中带有可使被病毒感染的宿主细胞发生癌变的基因;细胞癌基因又称原癌基因,是指存在于正常细胞基因组中的癌基因。正常情况下,原癌基因处于低表达或不表达状态,并发挥重要的生理功能。但在某些条件下,如病毒感染、接触化学致癌物或辐射作用等,原癌基因可被异常激活,转变为癌基因,从而诱导细胞发生癌变。

抑癌基因,也称为肿瘤抑制基因,俗称抗癌基因,是一类存在于正常细胞内可抑制细胞生长并具有潜在抑癌作用的基因。抑癌基因功能的丧失可引起细胞恶性转化而引发恶性肿瘤。

4. 什么是癌组织的高、中、低分化？

答："分化"，指的是肿瘤组织的成熟程度。临床上，癌组织的分化程度可分为高分化、中分化、低分化、未分化。肿瘤组织的分化程度越高，越接近于正常细胞，恶性程度越低；反之，分化程度越低，恶性程度就越高；未分化则表示恶性程度最高。因此，高分化的肺癌细胞恶性程度较低，治疗相对容易；中分化的肺癌细胞恶性程度一般，需要积极治疗；低分化肺癌细胞分化程度低，恶性程度高，治疗相对困难。未分化和低分化者即使做了手术切除，复发和转移的概率仍高于中分化和高分化者，是术后患者预后不良的重要因素之一。

5. 什么是细胞的增生、化生、非典型增生？

答：一般认为，恶性肿瘤的发生发展是一个逐渐转化的过程，即：细胞增生—细胞化生—细胞非典型增生—原位癌—浸润癌。

（1）细胞增生，是指某种细胞数量上的增多，往往伴有细胞体积增大，通常称为肥大。局部上皮增厚、淋巴细胞或淋巴滤泡增生，都是局部组织对某些因素刺激的反应，属于良性增生，是可复性的。

（2）细胞化生，是指细胞或组织在某些因素刺激下转变成另一种同源性质的细胞或组织。化生是机体对外来刺激的一种保护性反应，能抗拒外来刺激，但是化生后局部有可能失掉原有的功能。

（3）细胞非典型增生，又称为细胞不典型增生、异型增生。非典型增生不但表现为细胞数量的增多，而且表现出细胞的异型性。非典型增生是肿瘤从良性到恶性的中转站，是癌前病变的形态学改变，但还不足以诊断为癌，故称之为"癌前病变"。非典型增生在某些因素的刺激下，可能转变成癌症。

（4）原位癌，是指病变局限在上皮或黏膜内层，没有侵犯到基底膜或者黏膜下层，原位癌的肿块一般处于早期，恶性程度不高，治疗效果较好。

（5）浸润癌，是相对原位癌而言的，指癌细胞突破上皮或者黏膜的基底层，向基底膜的深层进行浸润。

6. 肺部结节一定是肺癌吗？

答：随着 CT 在健康体检中的广泛应用，肺部 CT 检查的结果中，"肺部结节"这一病名出现的频率越来越高。研究显示，我国健康人群体检时肺结节的检出率为 20% ~ 40%。所谓肺部结节，即肺部出现了"小疙瘩"。肺内出现直径 ≤3 cm 的类圆形或不规则病灶，影像学表现为密度增高的阴影，可单发或多发，边界清晰或不清晰。肺结节的分类如下。

（1）按结节密度分：影像学上，肺结节分为非实性结节（又称磨玻璃密度结节、磨玻璃结节），部分实性结节，实性结节。其中，部分实性结节的恶性程度最高，其次为非实性结节与实性结节。

（2）按病灶数目分：孤立性肺结节、多发性肺结节、弥漫性肺结节。

（3）按病灶大小分：局部病灶直径 >3 cm 者称为肺肿块；局部病灶直径 ≤3 cm 者称为肺结节。肺结节包括微小结节（直径 <5 mm）、小结节（直径 5 ~ 10 mm）。

7. 肺部结节患者出现哪些情况要警惕肺癌?

答:肺结节多与吸烟、粉尘、精神压力大、情志不畅、生活饮食习惯不规律以及肺结核、肺部炎症等肺部疾病有关。患者一般无症状,少数患者因结节较大影响支气管而出现咳嗽、咳痰,甚至胸闷、气短等症状。肺结节有良性与恶性之分,可见于多种疾病,如结核瘤、炎性假瘤等良性病变或肺癌等恶性病变。胸部 X 线片、CT 及 MRI 均可以检测到肺结节,以胸部 CT 检查作为肺结节的标准检查方法。肺结节患者出现以下情况要警惕肺癌。

(1)直径 5 mm 及以上的孤立性结节。

(2)影像学显示,结节边缘欠清晰,有明显毛刺,伴有分叶状,磨玻璃样,空泡。

(3)结节周围出现胸膜凹陷、炎症、气肿、肺不张、局部有浸润与血管穿入。

(4)结节的增长速度较快。

(5)肺癌相关肿瘤标志物异常。

(6)有癌症家族史。

(7)长期吸烟。

8. 肺部的良性结节会转化为恶性吗?

答:肺部的良性结节有可能转变为恶性。

大多数的肺部结节都是良性的,但是受多种因素的影响,有些良性结节会发展为肺癌。因此,肺结节患者要定期进行胸部 CT 检查,密切关注结节的大小、形态、密度等变化。临床可根据结节情况决定随访时间。《肺结节诊治中国专家共识(2018 年版)》将肺结节分为低危、中危、高危结节。

（1）高危结节。

①直径＞15 mm 或表现出恶性 CT 征像（分叶、毛刺、胸膜牵拉、含气细支气管征和小泡征、偏心厚壁空洞），直径介于 8～15 mm 之间的实性结节；

②直径＞8 mm 的部分实性结节；

③多发性肺结节。

（2）中危结节。

①直径介于 5～15 mm 且无明显恶性 CT 征象的非实性结节；

②直径≤8 mm 的部分实性结节；

③直径＞5 mm 的纯磨玻璃密度结节。

（3）低危结节。

①直径＜5 mm 的实性结节；

②直径＜5 mm 的纯磨玻璃密度结节。

对于初次 CT 显示的低危结节，每年复查 1 次；中危结节，3 个月复查 1 次；高危结节，及早检查治疗。对于复查 CT 显示的新出现的非钙化结节，＞3 mm 的结节，3 个月后复查；＜3 mm 的结节，6 个月后复查；无变化的结节，每年复查 1 次；增大的结节，及早检查治疗。

对于高危结节，应采取积极措施，配合其他检查，如肿瘤标志物、肺穿刺病理检查，或考虑手术，或在 3 个月内复查 CT。对增大明显的结节，及时采取手术措施。若复查提示结节缩小，应持续 CT 监测，随访时间至少 3 年。

9. 如何鉴别肺部结节的良性与恶性？

答：肺结节的鉴别方法通常包括临床资料、影像学、肿瘤标志物、功能显像、手术活检等。年龄、职业、吸烟史、慢性肺部疾病史、个人和家族肿瘤史及疾病转归等临床资料，可为肺结节良、恶性质评估提供重要参考意见。与 X 线胸片相比，胸部 CT 扫描可提供更多关于肺结节位置、大小、形态、密度、边缘及内部特征等信息。对直径 >8 mm 的无法定性的实性肺结节行 PET－CT 检查进行区分。同时，建议检查肿瘤标志物。若发现肺癌相关标志物呈进行性增高，应警惕早期肺癌。考虑为恶性可能性大的患者，则应尽快行穿刺活检以明确诊断，或者直接进行手术切除。

10. 什么是肺癌？

答：肺癌，有原发性与转移性两大类。

（1）原发性支气管肺癌（全文简称为肺癌），即原发于肺部的恶性肿瘤，是起源于支气管黏膜、腺体或肺泡上皮的恶性肿瘤。根据病理类型的不同，原发性肺癌大致可分为非小细胞肺癌（non small cell lung cancer，NSCLC）和小细胞肺癌（small cell lung cancer，SCLC）两大类，其中非小细胞肺癌占 80% ~ 85%，其余为小细胞肺癌。

（2）转移性肺癌，即由机体其他部位的恶性肿瘤转移到肺部。

11. 肺癌有哪些病理分型？

答：肺癌的病理分型主要包括腺癌、鳞状细胞癌（鳞癌）、神经内分泌癌、大细胞癌和腺鳞癌等。

（1）腺癌：包括贴壁状腺癌、腺泡样腺癌、乳头状腺癌、微乳头状腺癌、实性腺癌、浸润性黏液腺癌和肠型腺癌等亚型。

（2）鳞状细胞癌（简称为鳞癌）：包括角化型鳞状细胞癌、非角化型鳞状细胞癌和基底细胞样鳞状细胞癌三种亚型。

（3）神经内分泌癌：包括类癌、不典型类癌、小细胞癌和大细胞神经内分泌癌。

（4）大细胞癌：即未分化型非小细胞癌，缺乏小细胞癌、腺癌及鳞状细胞癌的细胞形态、组织结构和免疫组织化学等特点。

（5）腺鳞癌：含有腺癌及鳞状细胞癌两种成分。

12. 肺癌分为哪几种类型？

答：肺癌可以根据肿瘤发生的部位、肉眼形态、病理组织学、治疗及分子生物学进行分类。

（1）从肿瘤发生部位分型。

①中央型肺癌：临床上把生长在肺段支气管以上的肺癌称为中央型肺癌，即发生在叶支气管及段支气管的肺癌，中央型肺癌以鳞癌和小细胞未分化癌多见。

②周围型肺癌：临床上把生长在肺段支气管以下，位于肺周边部位的肺癌称为周围型肺癌，周围型肺癌以腺癌和肺泡细胞癌多见。研究显示，中央型肺癌较周围型肺癌多。

③弥漫型肺癌：肿瘤发生在细支气管或肺泡，弥漫分布于两肺。

（2）从肿瘤肉眼形态分型。

①管内型：肿瘤位于较大的支气管腔内，呈息肉状或菜花状向管腔内突起，少数有蒂。也可沿管壁蔓延，呈管

套状，多数无管壁外浸润。

②管壁浸润型：肿瘤侵犯较大的支气管管壁，管壁黏膜皱襞消失，表面呈颗粒状或肉芽样。管壁增厚，管腔狭窄，并向管壁外组织内浸润。

③结节型：肿块呈圆形或类圆形，直径 < 5 cm，与周围组织分界清楚时，肿块边缘常呈小分叶状。

④块状型：肿块形状不规则，直径 > 5 cm，边缘呈大分叶状，与周围肺组织分界不清。

⑤弥漫浸润型：肿瘤不形成局限的肿块，而呈弥漫浸润，累及肺叶或肺段的大部分，与大叶性肺炎相似。

（3）从病理组织学和治疗角度分类。可分为非小细胞肺癌和小细胞肺癌两大类。

（4）分子生物学分型。近年来，肺癌的分型也由过去单纯的病理组织学分型进一步细分为基于驱动基因的分子分型。通过基因检测明确分子分型，这有助于指导靶向治疗与免疫治疗。

13. 什么是非小细胞肺癌？

答：非小细胞肺癌，是肺癌最常见的类型，与小细胞肺癌相比，其肿瘤细胞生长分裂较慢，扩散转移相对较晚，治疗需根据肺癌的临床分期来进行，对放疗和化疗的敏感度相对较低。非小细胞肺癌约占所有肺癌的 80% ~ 85%，大多数患者发现时已处于中晚期，5 年生存率低。非小细胞肺癌又分为腺癌、鳞癌、大细胞肺癌、腺鳞癌等。

临床常见的病理组织学分型有如下几种。

（1）鳞癌：以中央型为主，周围型少见。

（2）腺癌：既可以是周围型，也可以是中央型，前者稍多。腺癌最常见于女性、不吸烟者、既往吸烟者。

（3）大细胞癌：其特点是癌细胞较大。

（4）腺鳞癌：具有腺癌、鳞癌两种成分的癌。

14. 什么是小细胞肺癌？

答：小细胞肺癌，即起源于支气管，沿支气管壁黏膜向腔内浸润生长的肺部恶性肿瘤，是肺癌的一种特殊类型。小细胞肺癌约占所有肺癌的 15% ~ 20%。其主要特征表现为恶性程度高，瘤体倍增时间短，转移早且广泛，对化疗、放疗均较敏感，疗效较好，但治疗后极易发生继发性耐药，容易复发，难以治愈。其在病理组织学上分为燕麦细胞型、中间型、混合型。分子生物学上分型：根据神经内分泌标志物表达的高低，小细胞肺癌可以分为经典型和非经典型，这是最早出现的小细胞肺癌分子分型。

15. 中医学中有没有"肺癌"？

答：中医古籍中并无"肺癌"这一病名，但根据其临床症状可归属于"肺积""息贲""肺痈""劳嗽"等疾病，现代中医病名统称为"肺癌病"。如《素问·奇病论》记载："病胁下满，气逆，二三岁不已……病名曰息积。"《难经·五十六难》记载："肺之积，名曰息贲，在右胁下，覆大如杯，久不已，令人洒淅寒热，喘咳，发肺壅。"南宋医书《济生方》亦云："息贲之状，在右胁下，大如覆杯，喘息奔溢，是为肺积。"金元时期李东垣创息贲丸，用于治疗类似于肺癌的病证。明代医书《景岳全书·虚损》记载："劳嗽，声哑，声不能出或喘息气促者，此肺脏败也，必死。"其对劳嗽症状的描述，大抵与晚期肺癌纵隔淋巴结转移压迫喉返神经而致声哑者相似。清代医书《杂病源流犀烛》详细记载了肺癌的病因病机和治疗方法。

16. 肺癌的发病率、病死率、生存率是多少?

答:肺癌是全世界发病率最高的恶性肿瘤,其发病率、病死率不断递增。世界卫生组织国际癌症研究机构(IARC)发布的 2020 年全球最新癌症数据显示,肺癌发病率位居全球第二,约为 11.4%。肺癌的病死率居全球第一位,约 18.0%。2020 年中国癌症新发病例 457 万例,肺癌患者约 80 万,占癌症患者总数的 17.9%,居中国癌症发病率第一位。2020 年中国癌症死亡人数约 300 万,肺癌死亡人数约 71 万,占癌症死亡总数的 23.6%。

17. 肺癌有没有癌前病变?

答:肺癌是有癌前病变的。

癌前病变,是指从正常组织到发生癌变的中间阶段,具有癌变倾向,但是不一定演变成癌。肺癌的发生发展具有隐蔽性,由于患者的疏忽,被发现时多为中晚期。但是,任何疾病的发生发展都有其独特的预警症状或体征,肺癌也不例外。

肺癌癌前病变的因素有以下几种。

(1)吸烟史超过 20 年。

(2)长期接触粉尘,或有较长时间的职业粉尘接触史,如在环境中接触的各类粉尘中的化学物质有砷、锡、铅、铜、铁、铬、镍、镉、铍、石棉、苯并芘等。

(3)长时间的油烟、甲醛等家庭环境污染。

(4)长期支气管或肺部的慢性炎症状态,如慢性咳嗽、咳痰、慢性阻塞性肺病等。

（5）有肺癌或其他恶性肿瘤家族史。

肺癌癌前病变的表现如下：

（1）肺部孤立性结节，尤其是磨玻璃结节。

（2）可疑的与肺癌相关的肺外症状，如关节疼痛、关节肿胀、杵状指等。

（3）胸部 CT、核磁共振、X 线片等影像学检查发现肺部有性质不明的小结节。

（4）肺癌特异性标志物指标中有一项或两项反复异常，如癌胚抗原、胃泌素释放肽前体、细胞角蛋白 19 片段、鳞状细胞癌抗原、神经元特异性烯醇化酶等。

出现以上情况，需要警惕肺癌。处于癌前病变阶段的患者并不一定发展为肺癌。及时进行癌前防治，可以将肺癌扼杀在萌芽中！

18. 肺癌癌前病变的病理形态是什么？

答：世界卫生组织（WHO）已明确定义了支气管上皮 3 种不同的癌前病变：鳞状发育异常/原位癌、非典型腺瘤性增生、弥漫性特发性肺神经内分泌细胞增生。其中鳞状发育异常/原位癌可能是鳞癌的前体细胞；非典型腺瘤性增生可能是腺癌的前期病变（特别是周围型）；弥漫性特发性肺神经内分泌细胞增生则可能生成类癌。其他可能的癌前病变和情况有：基底细胞增生和鳞状上皮化生（发展为鳞状发育异常和原位癌）；腺瘤性增生（发展为非典型腺瘤性增生）；鳞状发育不良和肺纤维化。这些癌前病变难以通过小活检标本或细胞学检查识别，因此认识它们的病理形态对诊断至关重要。

19. 确诊肺癌后怎样防止"病急乱投医"？

答：确诊为肺癌后，患者及家属往往出现害怕、焦虑，甚至悲观、绝望等消极情绪。此时最易"病急乱投医"，这不利于治疗。此时，患者及家属应冷静理智地寻找最佳的解决办法。

（1）应尽早去具有一定资质的正规医院就诊。对于肺癌患者来说，需要系统化、规范化的长期治疗，一个完整的治疗方案涉及多个科室，如肿瘤内科、肿瘤外科、介入科、影像科、放疗科、呼吸科、消化科等，且后期的康复与管理也至关重要。因此，患者所就诊的医院应具有齐全的医疗检查设备与治疗科室。

（2）应及时就诊于具备相关诊疗经验的专科医师。患者及家属可查阅肺癌相关资料，了解该病目前的治疗现状及预后。根据自身家庭情况，理智、科学地选择治疗医师及肺癌的治疗方案，切忌道听途说的"祖传秘方""灵丹妙药""药到病除"。

（3）应做好各方面的准备。确定好具体医院及医师后，可通过医院官网、微信公众号等获得该医师的具体出诊时间，提前网络预约挂号；家属尽可能地陪同患者就诊；就诊时准备好病历本及既往就诊资料；做好检查的准备，如某些检查需空腹就诊。

（4）应做好心理准备。就医前，家属要做好患者的思想工作，从容面对，家属之间要统一思想，切不可起纷争。对于不知道病情的患者，家属要事先与医师进行沟通。患者及家属一定要有积极乐观的心态，勇敢坚强地面对疾病。

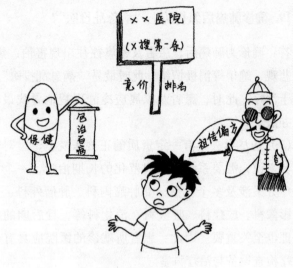

切勿病急乱投医

20. 肺癌发病有没有地域差别?

答：肺癌发病有地域差别。

一般来讲，城市肺癌发病率高于农村地区，城市的近郊高于远郊，这可能与工业发达程度有关。世界上发病率最高的地区是英国的苏格兰，为 113.2/10 万人。我国肺癌的高发区在云南省个旧市，也属全世界高发地区之一，为 65.6/10 万人。调查显示，这可能与该地区产锡矿有关。该地区肺癌患者大多为矿坑下工人，而矿内有放射性致癌物质——氡子体，因而肺癌发病率高。云南省宣威市的肺癌发病率亦较高，以女性为多。这可能与居民用火炉取暖，导致室内空气污染有关。

21. 肺癌是不是偏爱老年人？

答：老年人肺癌的发病率高于年轻人。

肺癌是老年人常见的恶性肿瘤之一。据统计，40 岁后的肺癌发病率逐渐增高，高峰期在 70 ~ 75 岁，故有"老年人癌"之称。现代医学研究表明，50 岁以后，人体胸腺开始萎缩，与细胞免疫相关的胸腺素开始减少，免疫监视功能逐渐下降，机体对肿瘤的抵抗和防御能力明显下降，使人体免疫细胞对一些突变细胞的清除能力下降，从而导致肿瘤的发生。且部分老年人有较长的吸烟史、呼吸系统疾病病史以及不良的生活饮食习惯，加之组织细胞的退化，对致癌物质的"易感性"增加，这也是老年人易患肺癌的原因。因此，人们应该从年轻时就注意预防！

22. 肺癌是不是偏爱男性？

答：男性肺癌的发病率高于女性。

研究显示，男性患肺癌的人数高于女性，比例约为 3:1 ~ 5:1。这与男性的不良习惯和工作特点有关系。男性吸烟率要明显高于女性。烟草内含有大量的致癌物质，长期大量吸烟会导致肺癌的发病率升高。加之从事挖矿、接触有毒物质、高强度工作的男性人数要多于女性，导致男性发病率高于女性。但是，近 10 年，中国男性肺癌发病患者数量增加了 26.9%，而女性则增加了 30.5%。女性患肺癌可能与吸烟、厨房油烟污染、工作环境污染、遗传、不良情绪等因素有关。虽然女性肺癌发病数量较男性增长快，但是目前男性肺癌发病率仍高于女性！

23. 肺癌会不会"遗传""传染"?

答:肺癌是不会遗传、传染的。

虽然肺癌这一疾病自身没有遗传性,但是具有家族聚集性及易感性。一个家族,可能对某些致癌基因或致癌病因较为敏感。具有肺癌家族史的人群患有肺癌的风险高于正常人群。因此,如果家族中有直系亲属患有肺癌,其他人要多加防范,远离污染的环境与不良饮食生活习惯,定期进行健康体检。

24. 你属于肺癌的"危险人物"吗?

答:如果具有以下因素,就要警惕肺癌。

(1)40 岁以上的吸烟男性。

(2)长期吸烟,吸烟指数 >400(每天吸烟支数×吸烟年数),或者每年吸烟超过 400 支。

(3)长期吸入"二手烟"(超过 20 年)。

(4)长期处于空气严重污染、密封、粉尘颗粒较多的环境中。

(5)肿瘤家族史。

(6)长期接触油烟、沥青、煤烟、煤气、煤焦油或其他油类等物质。

(7)长期接受过量放射线照射。

(8)长期接触砷、石棉、镉、铀、镭、铬、氡、铍、硅、铅、锰、镍等化学物质。

(9)高危职业暴露者,如矿区工人、特种工人、电焊工人、喷漆工人、煤烟和煤烟尘职业暴露者等。

(10)患有支气管及肺部炎症、肺结核、慢性阻塞性肺气肿、慢性咳嗽等呼吸系统疾病。

因此，根据"早预防、早发现、早治疗"的原则，高危人群应每年进行肺部检查，从而远离肺癌。

25. 确诊为肺癌就等于"宣判死刑"？

答：肺癌是可以预防、治愈、缓解的，因此确诊为肺癌后不等于"宣判死刑"。

（1）肺癌是可以预防的。增加健康体检的次数，尤其是肺癌高危人群，做到早筛早查。肺癌的发生与生活习惯、职业、环境等因素有关。通过控制上述因素可以降低肺癌的发病率。

（2）肺癌是可以治愈的。早期肺癌或恶性程度不高的肺癌可以通过以手术为主的综合治疗手段治愈。

（3）肺癌是可以缓解的。对于晚期肺癌或恶性程度高的肺癌，虽然不能完全治愈，但是可以通过综合治疗改善症状，缓解痛苦，改善生活质量，延长生存期。

随着现代医疗科技手段的日益更新，面对肺癌，人们不必恐慌，只要做到早查早筛，积极治疗，调整心态，肺癌就不是"绝症"！

第二章

肺癌的症状体征

26. 什么是肺癌的"第一信号"？

答：早期肺癌无明显症状及体征，往往在中晚期才出现相应的临床症状，早期很难被发现，但是出现下面这些"信号"，就要警惕了。

（1）咳嗽，多为肺癌早期最常见的症状，干咳或咳少量白黏痰。咳嗽为肺癌发生于支气管肺组织所产生的呼吸道刺激症状。

（2）咯血或痰中带血，偶可见大咯血，多为肿块、癌肿侵犯血管所致。

（3）胸闷气短，多为肺癌引起的阻塞性肺不张、胸腔积液所致。

（4）胸痛，多为癌肿在支气管壁或肺部淋巴结内膨胀性生长所致。

（5）声音嘶哑，由于肿瘤压迫或侵犯喉返神经，导致声带不能完全闭合引起。

（6）杵状指，由于肿块导致指末端组织缺氧，引起代偿性毛细血管增生，软组织肥大，结缔组织增生所致。

（7）体重下降，全身乏力，特别是在无明确诱因的情况下，体重在 3 个月内减轻 15kg 以上。

（8）头晕眼花，上肢肿胀感，这可能是肿瘤直接或者间接压迫上腔静脉，导致上腔静脉回流受阻而引起的上腔静脉综合征所致。

（9）腰痛，骨关节疼痛，多为骨转移所致。

（10）反复低热，多为低中度发热，37.5℃~38.0℃，偶尔可达39℃以上。多为肿瘤坏死组织被机体吸收所致，早期比较少见。

（11）实验室检查显示癌胚抗原、鳞状细胞抗原、细胞角蛋白19片段等指标升高。

（12）胸部X线、CT、核磁共振等影像学检查结果提示肺占位性病变。

因此，对于出现无明显诱因，无具体原因可解释，以及症状经反复治疗无法缓解，甚至症状出现新变化的患者，尤其是长期吸烟的中老年人，应及早进行肺癌相关检查。

27. 早期发现肺癌为什么如此之难?

答：肺癌早期很难被发现。

（1）大部分肺癌早期患者无明显的临床症状，患者往往是在体检或其他疾病检查时被发现。

（2）肺癌早期主要表现为咳嗽、痰中带血等，这些症状往往容易被其他肺部疾病所掩盖，如肺炎、慢性阻塞性肺病、肺结核以及肺结节等。

（3）肺癌早期的症状复杂多样，有些甚至出现关节肿痛等肺外症状。

（4）人们的健康意识薄弱，往往忽视了细微的症状，对于需治疗的肺部症状也未引起重视。加之不能定期体检，导致无法在早期发现肺癌。

28. 如何识别肺癌的早、中、晚期?

答：肺癌有多种分期方法，早、中、晚期的分期法是依照癌肿的大小以及转移情况进行临床分期，对临床治疗方案具有指导意义。

（1）早期肺癌。直径 <3 cm 的肿瘤、未侵及肺以外的组织，无肺门和纵隔淋巴结转移。

（2）中期肺癌。侵及胸膜，或出现肺门淋巴结转移。

（3）晚期肺癌。肺部肿瘤转移至纵隔淋巴结，或肿瘤侵及胸壁、膈肌、心包和纵隔等部位；肺癌患者出现了肺外转移，如颅脑转移、骨转移、腹腔脏器转移等。

29. 什么是 T、N、M?

答：TNM 为国际抗癌协会提出的专门用来在癌症治疗过程中确定肿瘤病变范围的分类方法，是国际上最为通用的肿瘤分期系统。

"T"是"肿瘤"一词英文"Tumor"的首字母，指肿瘤原发灶的情况。T1 ~ T4 表示肿瘤体积和邻近组织的受累范围。

"N"是"淋巴结"一词英文"Node"的首字母，为区域淋巴结的受累情况。N0 表示淋巴结未受累，N1 ~ N3 表示淋巴结受累的程度和范围。

"M"是"转移"一词英文"Metastasis"的首字母，指远处转移（通常是血道转移）。M0 表示无远处转移，M1 表示有远处转移。

30. 非小细胞肺癌如何分期?

答:目前国际上统一采用的肺癌分期系统是国际肺癌研究联盟于 2016 年制订并推荐使用的 TNM 分期。

(1) T 分期(原发肿瘤)。

①Tx:原发肿瘤不能评估,或细胞学检查在痰或支气管灌洗液中发现恶性肿瘤细胞,但影像学检查或支气管镜检查未见肿瘤证据。

②T0:无原发肿瘤证据。

③Tis:原位癌。

④T1mi:微浸润性腺癌:腺癌(最大直径≤3 cm),贴壁模式为主且浸润最大直径≤5 mm。

T1a:肿瘤最大直径≤1 cm。任何大小的浅表,播散性肿瘤,浸润部分局限于支气管壁,目可蔓延至近端主支气管也分为 T1a,但是这些肿瘤不常见。

T1b:肿瘤最大直径 >1 cm 但≤2 cm。

T1c:肿瘤最大直径 >2 cm 但≤3 cm。

⑤T2:肿瘤 >3 cm 但≤5 cm 或具有以下任一特征:(1) 累及主支气管,但不累及隆突,无论与隆突距离如何;(2) 累及脏层胸膜(PL1 或 PL2);(3) 与累及肺门区域的肺不张或阻塞性肺炎有关,累及部分或全部肺。

T2a 肿瘤最大直径 >3 cm 但≤4 cm。

T2b 肿瘤最大直径 >4 cm 但≤5 cm。

⑥T3:肿瘤最大直径 >5 cm 但≤7 cm 或直接侵犯以下任何结构:壁层胸膜(PL3)胸壁(包括肺上沟瘤)、膈神经、心包壁层或在原发肿瘤同一叶内单个或多个分散的瘤结节。

⑦T4：肿瘤 >7 cm 或任何大小的肿瘤侵犯下列一个或多个结构：膈肌、纵隔、心脏、大血管、气管、喉返神经、食管、椎体、隆突；原发肿瘤同侧不同叶单发或散在多发的瘤结节。

（2）N 分期（区域淋巴结）。

①NX：区域淋巴结不能评估。

②N0：没有区域淋巴结转移。

③N1：转移至同侧支气管周围和（或）同侧肺门淋巴结和肺内淋巴结，包括原发肿瘤直接侵犯淋巴结。

④N2：转移至同侧纵隔和（或）隆突下淋巴结。

⑤N3：转移至对侧纵隔、对侧肺门、同侧或对侧斜角肌或锁骨上淋巴结。

（3）M（远处转移）。

①Mx：远处转移不能评估。

②M0：没有远处转移。

③M1：远处转移。

M1a：对侧叶单独的肿瘤结节；肿瘤合并胸膜或心包结节或恶性胸腔或心包积液。

M1b：胸腔外单个器官的单一转移（包括单个非区域淋巴结受累）。

M1c：胸腔外单个或多个器官的多发转移。

特别说明：

（1）任何大小的不常见的浅表性肿瘤，如其侵犯范围限于支气管壁，即使其近端已延伸至主支气管，仍归类为 T1。

（2）大多数肺癌的胸腔（和心包）积液是由肿瘤引起的。然而，少数患者的胸腔（心包）积液多次细胞病理学检查为阴性，且积液既非血性，也非渗出性，如果临床判断也认为积液与肿瘤无关，那么积液不再作为分期的因素，仍归类为 T1、T2、T3 或 T4。

肺癌的分期

分期	T	N	M
隐匿性癌	TX	N0	M0
0 期	Tis	N0	M0
IA1 期	T1mi	N0	M0
	T1a	N0	M0
IA2 期	T1b	N0	M0
IA3 期	T1c	N0	M0
IB 期	T2a	N0	M0
ⅡA 期	T2b	N0	M0
ⅡB 期	T1a	N1	M0
	T1b	N1	M0
	T1c	N1	M0
	T2a	N1	M0
	T2b	N1	M0
	T3	N0	M0
ⅢA 期	T1a	N2	M0
	T1b	N2	M0
	T1c	N2	M0
	T2a	N2	M0
	T2b	N2	M0
	T3	N1	M0
	T4	N0	M0
	T4	N1	M0

续表

分期	T	N	M
ⅢB 期	T1a	N3	M0
	T1b	N3	M0
	T1c	N3	M0
	T2a	N3	M0
	T2b	N3	M0
	T3	N2	M0
	T4	N2	M0
ⅢC 期	T3	N3	M0
	T4	N3	M0
ⅣA 期	Any T	Any N	M1a
	Any T	Any N	M1b
ⅣB 期	Any T	Any N	M1c

31. 小细胞肺癌如何分期?

答:除了 TNM 分期,小细胞肺癌的分期一直沿袭美国退伍军人肺癌协会(VALG)的二期分期法。此分期可以选出适合外科手术的 T1 – 2N0M0 的局限期患者,能更准确地了解患者所处的疾病阶段、判断患者的预后及制订合适的治疗方案。建议临床使用 VALG 分期法和 TNM 分期系统两者相结合的方法对小细胞肺癌进行分期,以便能更准确地指导治疗和评估预后。

(1) VALG 分期。

①局限期:病变限于一侧胸腔,且能被纳入一个放射治疗野内。

②广泛期:病变超过一侧胸腔,且包括恶性胸腔和心包积液或血行转移。

（2）TNM 分期法与 VALG 分期法相结合。

①局限期：相当于 TNM 分期中的Ⅰ～Ⅲ期，可以安全使用根治性的放疗剂量，且排除由于肺部多发结节或者肿瘤体积过大而不能被包含在一个可耐受的放疗计划中（如 T3、T4）。

②广泛期：相当于 TNM 分期中的Ⅳ期（任何 T，任何 N，M1a、b、c），以及 T3、T4 由于肺部多发结节或者肿瘤体积过大而不能被包含在一个可耐受的放疗计划中。

32. 肺癌患者有哪些常见的症状与体征？

答：随着病情发展，肺癌患者往往会出现某些症状及体征。

（1）咳嗽逐渐加重，为阵发性咳嗽或刺激性干咳。

（2）痰中带血逐渐加重，由少量的血点逐渐增加，发展为血丝，甚至出现大咯血。

（3）全身乏力，疲倦，食欲减退，消瘦。

（4）反复发热，多表现为午后低热。

（5）胸闷胸痛，气促，甚至呼吸困难。

（6）癌组织侵犯和压迫其他组织和器官，引起相关的临床症状和体征，如声音嘶哑、吞咽困难、恶心呕吐、局限性哮鸣音、头晕头痛、精神症状、耳鸣耳聋、腹痛腹胀、胸腹腔积液、皮肤色素增加、上腔静脉阻塞综合征、Horner 综合征等。

33. 肺癌患者有哪些肺部症状与肺外症状？

答：肺癌患者有肺部和肺外的症状和体征。

（1）肺部症状与体征

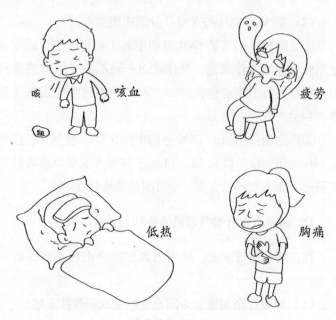

肺癌的临床症状

局限于肺部的肿块可通过刺激、侵犯、阻塞呼吸道，导致呼吸道狭窄和梗阻，甚至发展成为阻塞性肺炎，引起刺激性干咳、痰中带血或大咯血、气短或呼吸时有高调的声音、反复发热等。

（2）肺外症状与体征

①肿瘤局限于胸膜腔时，通过侵犯或压迫周围组织，如周围喉返神经、食管、臂丛神经、上腔静脉、颈交感神经等处，出现胸闷胸痛，声音嘶哑，饮水后呛咳，吞咽困难，胸腔积液，腋窝区放射性疼痛，上腔静脉阻塞综合征（上肢及面颈部肿胀及青紫、头晕眼花、呼吸困难、胸壁静脉曲张等），Horner 综合征（上眼睑下垂、眼球凹陷、瞳孔缩小、面部少汗或无汗等）。

②肿瘤转移肺外其他部位，侵犯和压迫相关组织和器

官，如转移至锁骨上淋巴结则出现锁骨上淋巴结增大增多；转移至头部则头晕头痛；转移至腹部则恶心呕吐、腹痛腹胀、腹腔积液；转移至肝脏则出现肝脏受损的相应症状（如肝区疼痛、皮肤瘙痒、蜘蛛痣、黄疸等症状）；转移至腰部、骨关节等处则出现腰痛、骨关节疼痛、病理性骨折，甚至发展成为骨肿瘤。

③副癌综合征。

34. 肺癌患者会出现副癌综合征吗？

答：肺癌患者可能出现副癌综合征。

肺癌副癌综合征，也称之为副癌综合征，是指由肺癌细胞产生的某些特殊物质（如激素、抗原、酶或代谢产物等）引起的一系列临床表现。副癌综合征与肺和呼吸系统无关，临床主要表现为肺外的其他脏器功能异常。

（1）神经系统：肌无力、眼睑下垂、眩晕、复视、直立性低血压、感觉异常、共济失调等。

（2）内分泌和代谢系统：高钙血症、抗利尿激素分泌异常综合征（如低钠血症、头痛、抽搐、昏迷等）、库欣综合征（如全身乏力、高血钾症、高血压等）、男性乳房发育、肾上腺皮质功能亢进综合征（多毛、脱发、痤疮、满月脸等）。

（3）血液系统：红细胞增多症、嗜酸性粒细胞增多症、粒细胞增多症、深静脉血栓等。

（4）皮肤系统：皮肌炎、黑棘皮症、银屑病等。

（5）骨骼：杵状指（趾）、肥大性肺性骨关节病等。

（6）其他：面部、上肢躯干潮红或水肿、喘息、腹泻、心动过速等。

　　肺癌副癌综合征的症状和体征往往出现在肿瘤暴露之前，可为肺癌的早期诊断提供依据。一旦出现相关症状，需引起重视，积极诊断和治疗，以免延误病情。

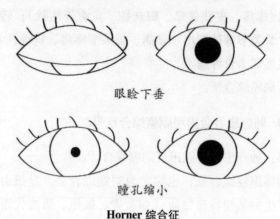

眼睑下垂

瞳孔缩小

Horner 综合征

35. 肺癌患者为什么会"脸红脖子粗"?

　　答：肺癌患者常出现"脸红脖子粗"。

　　肺癌患者的"脸红脖子粗"是上腔静脉阻塞综合征的表现之一，也属于恶性肿瘤急症之一。肿瘤压迫上腔静脉而导致上腔静脉阻塞，血液回流受阻，面部血管扩张而出现"脸红"；颈部血管扩张，血液淤滞，压力上升，血管内的水分等物质被压出血管，浸润入颈部周围的疏松组织，导致脖子越来越粗。

36. 关节肿痛与肺癌有关吗?

　　答：部分肺癌患者会有关节肿痛。

　　肺癌患者的关节肿痛称为肺性肥大性骨关节病，是一种由于骨周围软组织增厚、广泛性骨膜新骨形成而导致的一种综合征。临床以杵状指（趾）、关节疼痛、关节积液为主要表现。杵状指（趾）往往是肺癌的早期症状，多见于鳞癌与腺癌，容易造成漏诊或误诊。

　　肥大性骨关节病的主要特点为：呈对称型关节肿痛，以大关节受累最常见；长骨X线片检查显示胫腓骨有新骨形成及骨膜增厚；核素显像骨膜表面摄取量高；大细胞癌、腺癌与其关系密切；50%被误诊为类风湿关节病；未见关节腔狭窄、关节唇样增生及骨赘形成。

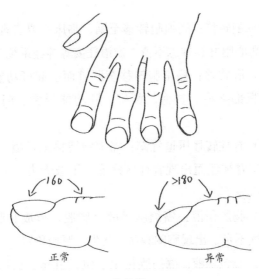

杵状指

37. 肺癌晚期有哪些常见的并发症？

　　答：晚期肺癌患者出现各种并发症，若不及时处理，可危及生命。

　　（1）气管阻塞：肿瘤引起气管阻塞，出现咳嗽、咳痰、胸闷胸痛、呼吸困难、气短、发热等。

（2）咯血：肿瘤侵犯血管而引起小血管或大血管破裂。

（3）深静脉血栓：肺癌晚期可能出现血液凝血机制和流动速度异常，导致深静脉血栓形成，出现下肢肿胀、压痛、局部皮温升高等。

（4）肺栓塞：癌栓随着血液循环进入肺脏引起肺动脉栓塞。临床表现为突发的气促、呼吸困难、胸部针刺样疼痛、咳嗽、心率增加等，与癌栓大小、栓塞部位及栓塞面积有关。

（5）脑转移：癌细胞转移至脑，临床主要表现为头晕头痛、恶心呕吐、神志不清、谵语狂妄等神经系统疾病。

（6）肝转移：癌细胞转移至肝脏而引起肝功能损害，出现上腹部疼痛、贫血、黄疸、肝功能异常、门静脉高压等。

（7）脊柱转移压迫脊髓：癌细胞转移至脊髓，侵蚀脊柱、侵犯脊神经而出现脊柱区疼痛、下肢无力、下肢感觉减退、截瘫等。

（8）胸腔积液：癌细胞播散至胸腔，形成胸腔积液，造成通气不足，出现胸闷胸痛、气促、呼吸困难、咳嗽等。

（9）心包积液：癌细胞侵犯心包，引起心包积液，压迫心脏，出现心率增加、下肢水肿、颈静脉怒张、缺氧等。

（10）高钙血症：癌细胞转移至骨，引起骨质降解，肾脏不能完全代谢骨钙，血钙升高，出现身体疲乏、思维迟钝、食欲减退、嗜睡、意识模糊等。

（11）恶病质：临床主要表现为全身极度消瘦、乏力、精神不振等。

（12）肺性脑病：临床主要表现为头晕头痛、烦躁不安、言语不清、精神错乱、扑翼样震颤、嗜睡、昏迷、呼吸抑制等。

38. 肺部肿块一定是肺癌吗？

答：肺部肿块不一定是肺癌。

肺部肿块可见于肺结节、肺结核、肺曲菌病、肺纤维化、肺钙化、肺脓肿、肺癌等多种疾病，并不独见于肺癌，临床应当仔细鉴别诊断。肺结节，肺内出现直径≤3 cm 的类圆形或不规则病灶，影像学表现为密度增高的阴影；肺结核，多见于年轻患者，多于结核好发部位出现，患者一般无症状，病灶边界清楚，密度较高；炎性假瘤，多是由于肺炎抗感染治疗后，肺部炎症吸收而形成的一个类圆形病灶；肺脓肿，起病急，空洞内有较深的液平面。肺部良性肿瘤，比如气管腺瘤错构瘤，需结合病理进行诊断。一些大血管瘤，如胸腔内大血管的血管瘤等，也可能在 CT 中表现成为一个占位，需要仔细鉴别。

39. 肺癌的肿块有何特点？

答：肺部肿块一般通过胸部 CT 鉴别。

（1）肿块的形态：肺癌肿块多数有分叶，良性肿瘤仅少数呈分叶且分叶较浅。

（2）边缘特征：肺癌肿块边缘多不清楚且不规则，周边毛糙或呈毛刷状。

（3）结节内部结构：恶性结节密度偏低不均匀，良性结节密度均匀一致。

（4）支气管及血管受累情况：肿块邻近的支气管有截断、阻塞等狭窄，管壁局部增厚。

（5）肿大的淋巴结以恶性为主。

（6）若出现胸膜凹陷征，则提示为肺癌。

40. 咳嗽、咳痰就一定是肺癌吗？

答：咳嗽、咳痰不一定是肺癌。

咳嗽、咳痰是呼吸系统的常见症状，也是多数肺癌患者的首发症状，但是并非所有的咳嗽、咳痰都是肺癌，肺炎、肺结核等肺部疾病也有咳嗽、咳痰。当长期出现经治疗后仍难以控制的刺激性干咳，或少痰，或痰中带血，就要怀疑肺癌。

肺癌性咳嗽的主要原因有：

（1）生长在气管或支气管腔内的肿瘤，表面坏死、出血、分泌黏液，刺激气管、支气管黏膜，导致咳嗽、咳痰。

（2）肿瘤阻塞支气管管腔，引起支气管狭窄甚至完全阻塞，引发肺炎而咳嗽、咳痰。

（3）胸腔积液引发咳嗽、咳痰。

（4）手术后的胸膜刺激或癌细胞转移至胸膜导致咳嗽、咳痰。

41. 肺癌患者的咳嗽、咳痰有何特点？

答：根据肿瘤发生的部位不同，肺癌患者的咳嗽、咳痰的具体表现也不尽相同。

（1）中央型肺癌：咳嗽症状出现较早，常以阵发性、有压迫感的刺激性干咳为首发症状，无痰或有少量泡沫状黏痰，或痰中带血。日夜均咳，夜间常见，呈高调金属音。合并感染时可表现出发热、咳黄痰等。部分患者表现为胸痛、消瘦。

（2）周围型肺癌：多无咳嗽、咳痰等症状，故早期较难发现。一旦出现症状，多属晚期，预后较差。

42. 咯血或痰中带血就一定是肺癌吗？

答：咯血或痰中带血不一定是肺癌。

咯血是喉及喉以下的呼吸道出血，不包括口腔与鼻腔出血，因此要与鼻、咽、口腔的出血进行鉴别。咯血和痰中带血是肺癌的常见症状，也见于肺结核、肺脓肿、肺炎、支气管扩张等呼吸系统疾病。肺癌的咯血与肿瘤的大小、部位、侵犯程度等有关，临床可表现为痰中带血点、血丝，中等咯血量，致死性大咯血。

其原因主要有以下几方面：

（1）肿瘤侵犯支气管黏膜表面小血管，导致小血管破裂所致。

（2）肿瘤侵犯肺部动、静脉等大血管，导致受累血管破裂所致。

（3）肿瘤突破支气管壁造成支气管动脉出血所致。

43. 肺癌患者为什么会发热？

答：肺癌患者一般有发热症状。

（1）癌细胞生长过程中会造成气管、支气管腔阻塞，导致阻塞性肺炎，从而出现发热，体温较高。

（2）癌细胞坏死过程中所释放的抗原素导致患者发热，体温通常较高，可持续数天甚至数月。

（3）癌性发热：机体内无明显炎症和感染灶，由肿瘤自身引起的发热，常为低热。

44. 胸痛一定是肺癌吗?

答:胸痛不一定是肺癌。

肺癌患者可出现胸痛,但是急性肺动脉栓塞、自发性气胸、肺炎、胸膜炎等呼吸系统疾病以及心血管疾病、肋骨疾病、带状疱疹等,均可出现胸痛。

肺癌胸痛主要由肿瘤侵及支气管壁、壁层胸膜、胸膜、脊柱、肋骨等部位引起。胸痛可出现在肺癌患者的任何时期,早期肺癌胸痛主要表现为:患侧胸部持续性隐痛不适并伴有压迫感或患侧胸部间断性疼痛,同时向背、肩部呈放射痛,多数患者对疼痛性质描述不清。晚期肺癌胸痛主要表现为持续而剧烈的疼痛,多为钝痛、刺痛或胀痛。

45. 什么是肺性脑病?

答:肺性脑病,是指以中枢神经系统障碍为主要表现的一种临床综合征,由严重二氧化碳潴留和缺氧引起。肺性脑病是肺癌发展至终末期的常见并发症,亦是肺癌患者死亡的主要原因之一。实验室检查发现血气分析和电解质异常。

临床除了肺癌的相关表现外,肺性脑病早期可表现为头痛、头昏、记忆力减退、精神不振、意识障碍、烦躁多言、谵妄等。此外还可表现为颅内压升高、脑疝、脑膜刺激征、视神经盘水肿、癫痫样发作、扑翼样震颤、肌阵挛以及全身性强直阵挛性发作等各种运动障碍。但是并非所有肺癌患者都会出现肺性脑病。

46. 肺癌患者会出现失眠吗?

答:肺癌患者可能会出现失眠。

（1）心理压力导致失眠。肺癌患者确诊后易出现恐惧、焦虑、抑郁、悲伤等不良情绪，这些心理问题无法消除而致患者夜不能寐。

（2）躯体症状导致失眠。肺癌患者会出现各种各样的症状，尤其是咳嗽、疼痛、呼吸困难等症状，导致患者心神不宁而无法入睡。

47. 肺癌患者会出现胸闷气短、呼吸困难吗？

答：胸闷气短是指胸部胀满、呼吸费力、气息短浅，甚至呼吸困难，无法续接，这是肺癌常见的临床症状之一。呼吸困难是指患者主观上感觉到空气不足、呼吸费力，客观上表现为呼吸用力，重者鼻翼翕动、张口耸肩，甚至出现紫绀及呼吸频率、深度与节律的异常。

其原因主要有以下几方面。

（1）肿瘤压迫气管或支气管，引起呼吸道狭窄甚至阻塞，一侧肺叶或全肺不张所致。

（2）肿瘤引起感染性或阻塞性肺炎所致。

（3）肺癌晚期转移至其他部位，引起胸腔积液或者心包积液压迫肺组织，肺扩张受限所致。

（4）肺癌患者往往长期大量吸烟，自身肺功能较差，出现肺癌后，有效呼吸面积进一步减少所致。

48. 肺癌患者会"骨瘦如柴"吗？

答：部分肺癌患者尤其是晚期患者会出现体重下降，即"骨瘦如柴"。

出现"骨瘦如柴"的原因有以下几方面。

（1）癌组织代谢旺盛。癌细胞需要大量的营养物质支持，这种需求也越来越大，从而导致机体所需的营养物质越来越少，从而出现进行性消瘦。

（2）癌细胞在生长增殖的过程中产生大量有害有毒物质，这些物质影响食欲，引起消化不良、乏力、低热、贫血等，进而日渐消瘦。

（3）肿瘤压迫食管，或发生食管转移，引起吞咽困难，进而进食困难，摄入营养物质不足而消瘦。

（4）肺癌患者自身的消极心理因素、失眠等影响食欲而消瘦。

49. 肺癌患者会出现疲劳乏力吗?

答：肺癌患者会出现疲劳乏力，尤其是晚期患者，称之为"癌因性疲乏"。

癌因性疲乏是癌症临床常见的综合征，主要表现为乏力、疼痛、消极情绪和睡眠障碍等。患者的疲劳感反复出现，超过 14 天未缓解，同时可伴有以下症状：身体沉重无力；注意力易分散；对事物缺乏兴趣，心情低落；睡眠时间严重增多或减少；休息不能缓解；行动不便；出现悲伤感、挫折感等；近期记忆力下降。癌因性疲乏严重影响患者的生活质量。

其原因主要有：各种原因造成机体缺乏营养物质所致；肿瘤导致体内肿瘤坏死因子（TNF）、瘦素（Leptin）等细胞因子水平增高所致；咯血、骨骼造血功能减退而引起贫血所致；手术、放疗及化疗等治疗手段所致。

50. 肺癌患者会出现皮肤变黑吗?

答：肺癌患者可能会出现皮肤变黑。

肺癌患者皮肤变黑是副癌综合征的皮肤表现之一，主要发生在乳头、嘴唇、颊黏膜、外阴等身体暴露部位。同时，在肺癌的发展过程中，可能并发恶性黑棘皮病，如皮肤干燥、增厚、色素沉着，掌跖皮肤角化过度，并伴有瘙痒，长期搔抓后出现皮肤苔藓样变等。

其原因主要为：肺癌可能引起皮肤黑色素代谢紊乱，黑色素弥漫性沉着，从而引起皮肤变黑。此外，使用化疗及放疗等也可引起皮肤色素沉着。

51. 肺癌患者会出现胸腔积液吗？

答：肺癌患者可能会出现胸腔积液。

胸腔积液，俗称为"胸水"，即胸膜腔内液体积聚过多。肺癌的胸腔积液临床主要表现为：咳嗽，进行性胸闷气促，甚至呼吸困难，不能平卧，胸痛等。胸腔积液常出现在肺癌中晚期，部分患者伴有消瘦、乏力、食欲不振、发热等症状。

其原因主要如下。

（1）癌细胞播散、转移至胸膜，胸水常呈血性，以单侧居多，可迅速发展。

（2）低蛋白血症。由于食欲下降，肿瘤消耗等原因，导致血浆总蛋白质，特别是血浆白蛋白减少。通常出现双侧积液，无明显临床症状或症状较轻。

（3）反应性胸水。胸水与原发灶有关，常由于增大的肿瘤侵犯胸壁以及压迫肺和脏层胸膜，胸腔生成大量反应性液体，形成胸腔积液。多为单侧，一般无症状。

（4）肺部感染。因为肿瘤阻塞而产生严重的阻塞性肺炎，感染也会刺激胸膜分泌渗出液，从而形成胸腔积液。

52. 如何鉴别胸腔积液的良性与恶性?

答:胸腔积液有良性与恶性之分。良、恶性胸腔积液主要根据患者的临床表现、淋巴结肿大情况、积液颜色、积液量、积液产生速度、积液中是否有癌细胞等进行鉴别。

(1)良性胸腔积液。一般情况好,症状较轻,有轻微咳嗽,偶有咯血、胸痛;较少有淋巴结肿大;胸腔积液的颜色为黄色、澄清,或伴有少许浑浊液体;胸腔积液的产生速度较慢;胸腔积液量较少;经过胸腔积液穿刺检查,胸腔积液中不含有癌细胞。

(2)恶性胸腔积液。一般情况较差,症状明显,咳嗽、咯血、胸痛持续时间长,且不容易缓解;多有淋巴结肿大(淋巴结表面常不光滑,提示肿瘤可能通过淋巴结转移);胸腔积液的颜色为血性、浑浊;胸腔积液的产生速度较快;胸腔积液量较多;经过胸腔积液穿刺检查,胸腔积液中含有癌细胞。

53. 肺癌患者会出现除胸腔之外的其他部位积液吗?

答:肺癌患者除了出现胸腔积液外,还可能出现其他部位的积液(水肿),如头面部、下肢、腹部等。

(1)头面部水肿:肺癌转移至纵隔,导致纵隔内淋巴结肿大甚至淋巴结融合,压迫上腔静脉,导致头面部、上胸部、上肢部位的血液回流受阻,引起上腔静脉综合征,出现头面部水肿、颈静脉怒张等。

(2)下肢水肿:肺癌患者形成下肢深静脉血栓,导致下肢静脉血流受阻,引起下肢水肿。

(3)腹水:癌细胞转移至肝脏,引起腹腔静脉回流受阻，产生腹水；或转移至腹腔，引起癌因性腹水。

54. 肺癌患者会出现淋巴结肿大吗？

答：肺癌患者可能会出现淋巴结肿大。

正常情况下浅表淋巴结很小，不易被触摸。癌细胞侵犯淋巴结，淋巴结反应性肿大。因此，如果肺癌患者出现淋巴结肿大，首先考虑淋巴结转移。较常见的部位为锁骨上、颈部、腋窝淋巴结，淋巴结较坚硬，逐渐增大、增多，可相互融合，无疼痛。淋巴结转移是肺癌转移的主要途径之一，但是淋巴结肿大，并不表示一定是转移，也可能是其他原因引起，如感染、自身免疫性疾病等。

淋巴结的检查包括体格检查、影像学检查、病理组织学检查等。体格检查适用于浅表淋巴结的检查，主要采用浅表淋巴结滑行触诊，触诊时注意肿大淋巴结的数目、大小、质地、活动度及有无压痛等，同时观察皮肤有无红肿、瘢痕及瘘管形成。影像学检查包括 B 超、CT 或 MRI 等，能发现深部肿大的淋巴结。

55. 什么是癌栓？

答：癌栓是指癌细胞在生长、繁殖、转移过程中，侵袭血管淋巴系统，形成新的癌组织。肺癌患者的血液多数处于高凝状态，血小板和红细胞增多，加之运动量减少，容易在血管内形成血栓。癌栓可发生在大小动静脉、淋巴管等处，经血液循环至全身各个脏器。肺癌癌栓以深静脉血栓、肺动脉血栓最为常见，是肺癌较为严重的并发症之一。

深静脉癌栓通常出现在下肢静脉。临床主要表现为下肢肿胀、压痛、局部皮温升高等。肺动脉栓塞是癌栓随血液循环进入肺脏而引起肺动脉阻塞。临床主要表现为：突发的气促、呼吸困难、胸部针刺样疼痛、咳嗽、心率增加等。一旦出现癌栓，多提示病变已至晚期，预后不良。

56. 什么是癌痛？

答：癌痛，即癌性疼痛，是肿瘤本身或肿瘤治疗方法侵犯感觉神经系统而造成的疼痛，是肺癌的主要症状之一。癌性疼痛的原因可分三类：肿瘤直接引起的疼痛，约占88%；肿瘤治疗引起的疼痛，如手术、放化疗等，约占11%；肿瘤间接引起的疼痛，约占1%。

绝大多数的癌痛是由肿瘤所致，这一诱因持续存在，因而疼痛反复发生，甚至持续加重，绝非"忍一忍"就能解决的。相反，长期的癌痛不仅会导致机体痛觉过敏，使疼痛程度加重，而且会影响患者的食欲、睡眠、机体代谢能力和免疫力等，甚至使患者失去治疗和生存的信心。因此，需要根据具体病情科学、规范地服用止痛药，以缓解疼痛。

57. 肺癌有哪些中医证型？

答：肺癌主要有七个中医证型。

（1）肺郁痰瘀型：咳嗽不畅，咳痰不爽，胸闷气急或胸胁背痛，痰中带血，大便秘结，舌质暗红，苔黄或白腻，脉弦。

（2）气滞血瘀型：咳嗽不畅，血痰或咯血，气急，胸胁胀痛，痛有定处，失眠，唇暗，大便秘结，颈部及前胸壁青筋暴露，舌有瘀斑或瘀点，脉细涩或弦细。

（3）脾虚痰湿型：咳嗽痰多，胸闷，短气，纳呆，腹胀，神疲乏力，大便溏，舌质淡胖，边有齿印，苔白腻，脉濡缓。

（4）阴虚痰热型：咳嗽痰少，或干咳无痰，痰中带血，胸闷，气促，心烦失眠，口干，便秘，潮热盗汗，舌质红，苔少或薄黄，脉细数。

（5）气阴两虚型：咳嗽少痰，咳声低微，痰中带血，神疲乏力，纳少短气，口干不多饮，舌质红，苔薄，脉细弱或细数。

（6）阴虚内热型：咳嗽无痰、少痰或痰中带血，气急，口渴，心烦，失眠，潮热，盗汗，舌质红或绛，少苔或光剥无苔，脉细数。

（7）肾阳亏虚型：咳嗽气急，动则喘促，耳鸣目眩，腰酸膝软，形瘦神惫，面青肢冷，舌质淡红，苔薄白，脉沉细。

第三章

肺癌的发病机制

58. 肺癌的发病有哪些原因?

答：肺癌的发病因素众多。

（1）吸烟：吸烟包括主动吸烟与被动吸烟。被动吸烟，即是吸入"二手烟"。

（2）职业因素：工作环境中长期接触大剂量的化学物质、放射物质及这些物质释放的电离辐射和微波辐射等。

（3）环境因素：环境因素包括室外污染与室内污染。室外污染：工业废气、汽车尾气、燃料燃烧的烟雾等。室内污染：室内吸烟所产生的烟雾以及烹调、燃料燃烧过程中产生的油烟。

（4）疾病因素：慢性肺炎、慢性支气管炎、肺结节、肺结核、支气管扩张症、慢性阻塞性肺病、硅肺、尘肺等肺部疾病。

（5）营养因素：维生素 E、维生素 A、维生素 B、β 胡萝卜素和微量元素等营养缺乏，可诱发肺癌。

（6）遗传因素：家族聚集、遗传易感性、基因突变是肺癌的高危因素。

（7）饮食因素：煎炸、腌制、熏烤等食物，长期食用可诱发肺癌。

（8）其他：免疫功能低下等。

59. 肺癌与职业环境污染有关吗?

答：肺癌与职业环境污染有关。

世界卫生组织国际癌症中心特别工作组在关于人类化学致癌物质的研究报告中指出：人类约80%~90%的癌症与环境有关。环境污染分为职业环境污染、室内环境污染、大气环境污染。职业环境污染主要包括：工业中的石棉、砷、铬、镍、铍、煤烟、焦油、石油中的多环芳烃、氡子体、芥子气、氯乙烯、三氯甲醚、氯甲甲醚、甲醛、烟草加热产物，以及铀、镭、镉、硅、福尔马林等物质，长期接触这些物质可能会诱发肺癌。

60. 肺癌与室内环境污染有关吗?

答：肺癌与室内环境污染有关。

（1）存在烟草加热产物的室内环境。吸烟是肺癌的第一致癌因素，室内因抽烟而长期存在烟草加热产物是诱发肺癌的重要因素。

（2）新装修的环境。新装修房屋所用建筑材料中含有氡和甲醛。氡是仅次于吸烟引起肺癌的第二大致癌物质，长期接触可引起肺部细胞变异。甲醛暴露可导致上呼吸道黏膜刺激、阻塞性肺通气功能障碍等呼吸系统损伤，进而发展为肺癌。

（3）厨房油烟环境。食物在煎、炒、烹、炸的过程中产生的某些有害物质，长期吸入可诱发肺癌。

（4）空气少、通风性差的密闭环境。氡是导致肺癌的主要危害因素之一。地下室、紧邻地下室的房屋、空调房间、封闭性较强的写字楼、宾馆和使用不合格建筑材料建筑的房屋，以及燃煤污染的环境，容易出现室内氡浓度偏高，因而易患肺癌。研究显示，燃烧烟煤的农户，其室内空气中的苯并芘浓度超过国家建议标准6000多倍，可罹患肺癌。

61. 肺癌与大气环境污染有关吗？

答：肺癌与大气环境污染有关。

大气环境污染包括火山爆发、森林灾害、岩石风化等自然因素以及工厂排放的废气、燃料燃烧释放的烟雾、汽车尾气等人为因素。

（1）煤、石油、天然气等燃料燃烧过程中，石化企业、有色金属冶炼工业、钢铁工业等工业生产过程中，汽车、船舶、飞机等交通运输过程中，农业活动过程中产生的二氧化碳、二氧化硫、碳氢化合物、硫氧化合物等有害化合物以及粉尘、烟雾等物质，长期吸入这些物质可引起肺癌。

（2）常处于雾霾天气下，$PM_{2.5}$中的多个成分及尘埃颗粒对呼吸道黏膜及肺组织具有毒性作用，影响气体交换，损伤防御功能，对呼吸道及肺泡造成损害，进而发展为肺癌。研究显示，在污染严重的大城市里，居民每日吸入空气中含有的苯并芘含量可超过20支纸烟的含量。

62. 肺癌与不良生活饮食习惯有关吗？

答：肺癌与不良生活饮食习惯有关。

现代人由于工作压力大、生活节奏快，养成了许多不良生活饮食习惯。

（1）生活习惯。

①吸烟与吸入油烟。长期吸烟导致肺癌，已是毋庸置疑的。不当的食物烹调方式，导致经常吸入油烟，这也是患肺癌的危险因素之一。

②不良情绪。中医学认为悲伤损及肺脏。不良情绪并不直接导致肺癌，但是人体在长期的失望、孤独、沮丧、紧张、压抑、焦虑、易怒、多疑善感等不良情绪的刺激下，可导致免疫功能低下、内分泌失调，降低了免疫系统对癌细胞的免疫监视和免疫杀伤功能，从而间接促进肺癌发生。

③生活不规律、经常熬夜、常坐不起、肥胖、缺乏锻炼等，亦使得机体免疫能力下降，通过诱发呼吸系统疾病而发展为肺癌。

（2）饮食习惯。

①摄入的蔬菜和水果不足。欧洲癌症前瞻性研究（EP-IC）明确指出，食用水果和蔬菜的量与肺癌发病率呈负相关，蔬菜水果中富含多种抗氧化物质，具有抗癌作用。

②经常食用煎炸、腌制、熏烤等食物。市场上销售的煎炸、腌制、熏烤等食物，反复高温油加热下的食物可产生苯并芘、亚硝胺等有害物质，熟制品、半熟制品等食物亦可能含有有害化学物质，长期食用可诱发肺癌。

63. 肺癌与职业有关吗？

答：肺癌与职业有关。

世界卫生组织确定的 18 种一类致癌物质中有 15 种主要来自职业环境，18 种二类致癌物质中有 13 种来自职业环境，职业环境与癌症的关系密切。常见的肺癌职业接触者如下。

（1）石棉工业：包括石棉加工工人、安装保暖工、石棉瓦拆除工。

（2）化工职业：包括化学家、硅胶工、油漆工、印染工、制药工、化工和石油工等。

（3）金属制造业：包括钣金工人、铅管工人、锅炉制造工人、金属模具工人、金属结构工人、炼铜工人等。

（4）木制品工、出渣工、风钻工、刨工、矿渣工、碎砖工、建筑工、环卫工，因工作中会接触到大量粉尘，而粉尘是肺癌的诱发因素。

（5）长期接触烟草加热产物的工人。

（6）长期从事油炸、烧烤的职业人群等。

64. 长期使用手机等电子产品会诱发肺癌吗？

答：长期使用电子产品不会诱发肺癌。

人们普遍认为电磁辐射是有危害的，但是并非所有的电磁辐射都有危害。电磁辐射分为电离辐射与非电离辐射。电离辐射属于高能量辐射，可诱发细胞癌变，如核辐射。非电离辐射一般不会诱发细胞癌变。手机、电脑以及微波炉、电磁炉等电子产品在使用过程中产生辐射，但是这种辐射属于非电离辐射，主要产生热能。在正确、适度地使用下并不会对人体产生危害。

65. X线、CT、磁共振会诱发肺癌吗？

答：X线、CT可能会诱发肺癌，磁共振不会诱发肺癌。

在进行X线、CT检查的时候，所释放出来的电离辐射会导致机体的某些基因组织出现不稳定变化，从而导致正常细胞发生癌变。电离辐射是肺癌等肿瘤的高危因素。辐射诱发的癌症与剂量成正相关，辐射暴露越多，诱发癌症的可能性就越大。临床中常规的 X 线和 CT 检查的次数并不会太多，辐射剂量相当低，并不会增加患癌风险。但是不可频繁地进行 X 线和 CT 检查。核磁共振成像、B 超检查并不释放电离辐射，因而不会诱发肺癌。

66. 你了解致癌物的危险等级吗？

答：世界卫生组织国际癌症机构将致癌物分为四类。

（1）一类致癌物：对人体有明确致癌性的物质，包括苯并芘、黄曲霉素、砒霜、石棉、六价铬、甲醛、酒精饮料、烟草等。

（2）二类致癌物：分为 2A 类致癌物和 2B 类致癌物。2A 类致癌物对人体致癌性较高，包括丙烯酰胺、无机铅化合物、氯霉素；2B 类致癌物有泡菜、镍金属、硝基苯、柴油燃料、汽油等。

（3）三类致癌物：对人体致癌性证据不充分，或仅在动物实验中有致癌性，但对人体没有同样致癌性的物质，如苏丹红、咖啡因、安定、氧化铁等。

（4）四类致癌物：没有充足的证据支持，可能对人体无致癌性。目前只有一种，即己内酰胺。

67. 为什么说"吸烟"是肺癌的"导火线"？

答："吸烟"是肺癌的"导火线"。

吸烟是目前公认的诱发肺癌的最重要危险因素。香烟内的化学物质主要是干烟草，但是经过化学处理添加了多种成分。点燃香烟的烟雾中约含 4000 余种化学物质，其中致癌物60余种，如烟碱（尼古丁）、丙酮、铝、氨、砷、苯、丁烷、镉、铯、咖啡因、一氧化碳、铜、乙醇、甲醛、氰化氢、铅、镁、甲烷、甲醇、石油、焦油、氯乙烯等。吸烟时，呼吸道吸入烟草燃烧所产生的有害物质，有害物质被传送至全身，并以多种方式对人体造成损伤。如烟碱在10秒内可达大脑，分布至全身以及乳汁；一氧化碳与红细胞中的血红蛋白结合，可降低血液的载氧能力。长期吸烟可引起支气管黏膜上皮细胞发生癌变，从而导致肺癌。其中，吸烟与肺鳞癌关系最为密切。

肺癌危险度与吸烟的年龄、年限、吸烟量及烟草种类有关，吸烟年龄越早、年限越长、吸烟量越大，患肺癌的可能性越大。研究显示，长期吸烟者发生肺癌的风险比不吸烟者高20倍，其死亡率则高4～10倍。

68. 不吸烟的人就不会得肺癌吗?

答：不吸烟的人也有可能得肺癌。

（1）"二手烟"。所谓"二手烟"，指的是吸烟者吐出的烟雾，纸、雪茄、烟斗中冒出的烟雾，香烟本身燃烧时的烟雾。不吸烟的人可能会长期受到二手烟的危害，即被动吸烟，这增加了患肺癌的概率。二手烟含更高水平的致癌化合物，如苯、甲醛、肼、N－亚硝胺、苯胺等。研究显示，烟草燃烧后形成的烟雾中，苯并芘含量比直接吸入高4倍，亚硝胺含量比直接吸入高50倍。因工作、家庭环境被动吸烟的非吸烟者，肺癌的发病风险约为24%。

（2）具有肺癌其他危险因素者也有可能患肺癌，如遗传易感性、职业风险、空气污染、厨房油烟、营养及膳食、体育锻炼、免疫状态、雌激素水平、感染、肺部疾病等。

69. 厨房的"油烟"与"柴火烟雾"是女性患肺癌的"元凶"吗?

答:厨房的"油烟"与"柴火烟雾"可能致使女性患肺癌。

厨房做饭时,厨房中散发出的油烟、烹饪时高温产生的油烟及柴火产生的烟雾,含有苯并芘、亚硝胺、二亚硝基、灰尘等多种有害物质,长期刺激咽喉,损伤呼吸系统细胞组织,可能诱发肺癌。研究显示,厨房油烟中含有300多种有害物质,最主要的肺部致癌物是二亚硝基(DNP),炒一桌菜所吸入的DNP,是室外新鲜空气中的188倍。每日在通风系统差、燃烧效能低的炊具上做饭,产生的有害物质相当于两包烟的危害。在厨房换气设备条件差的情况下,患肺癌的概率比一般情况下高出30%~50%。

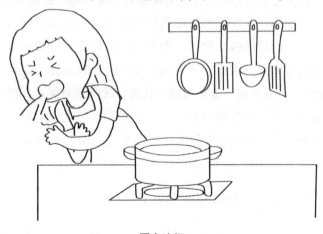

厨房油烟

70. 吸低焦油香烟、过滤嘴香烟就不会得肺癌吗?

答：吸低焦油香烟、过滤嘴香烟也会患肺癌。

吸低焦油香烟、过滤嘴香烟的人患肺癌的风险并不低于吸高焦油烟、不带过滤嘴烟者。研究表明，加长了过滤嘴，也只能减少焦油含量，并不会减少其他致癌物，如醛类、有机磷、多环芳烃、重金属元素等有害物的产生。另外，过滤嘴越长的香烟燃烧往往不完全，一氧化碳的含量也较高，这也会导致肺癌发生。一项调查研究显示，吸低焦油、中焦油和高焦油烟者，死于肺癌的风险相似。

71. 肺癌与细菌、病毒有关吗?

答：肺癌与细菌、病毒有关。

细菌感染与肺癌发生、发展密切相关。结核杆菌 L 型、肺炎链球菌、金黄色葡萄球菌等细菌引起的肺部感染，长久不愈，则可促进肺癌的发生发展。病毒感染是肿瘤发生发展的重要危险因素，主要包括 EB 病毒和人乳头瘤病毒（HPV）。EB 病毒主要通过唾液传播，呼吸道可能是其潜伏的最大场所。原发性肺淋巴上皮瘤样癌是肺大细胞癌的一个亚型，其可能与 EB 病毒的感染有关。HPV 可能是通过与整合素受体作用侵入肺上皮而参与肺癌的发生。

72. 肺癌与哪些肺部疾病有关?

答：肺癌与慢性阻塞性肺病、慢性肺炎、肺结核、硅肺等疾病有关。

（1）慢性阻塞性肺病。慢性阻塞性肺病一般是不会发展为肺癌的，但是其所引起的慢性炎症可以导致支气管上皮细胞和肺微环境转变为一个易于诱导肺癌发生的异变的微环境，这可能会导致肺癌发生。

（2）慢性肺炎。慢性肺炎转化为肺癌的可能性较低，大部分肺炎能被治愈，不会发展为肺癌。仅有极少数患者，因长期炎症的刺激，支气管黏膜反复受到损伤，则可能发生非典型增生，进而转化成肺癌。对于同一肺叶反复感染的肺炎，癌变的可能性较高。

（3）肺结核。肺结核可以治愈，一般不会引起肺癌。但是肺结核可引起肺瘢痕，肺瘢痕是结核分枝杆菌感染复发后自发愈合的结果，通过触发炎症和组织修复过程的循环，可为肺癌的发生创造有利的环境。

（4）肺结节。肺结节是肺部的一种良性病变，如果是由炎症、结核等良性疾病引起的肺部结节，经过治疗后一般不会转变成肺癌。如果肺结节本身是因肺癌所致，随着结节的日益增大，则可能发展为肺癌。

（5）硅肺。硅肺有可能导致肺癌。由于长期吸入大量游离性的二氧化硅粉尘，粉尘沉着于细支气管以及肺泡内，导致肺部小结节增生以及肺部纤维化，二氧化硅还能引起人急性单核细胞型淋巴瘤细胞 THP－1 的核转录因子 NF－κB 活化，进而导致肺癌。

73. 肺癌与肺外疾病有关吗？

答：肺癌与肺外疾病有关。

肺癌与雌激素水平异常、人类免疫缺陷病毒（HIV）感染、人乳头瘤病毒（HPV）感染以及肺外恶性肿瘤转移等有关。研究表明，青年女性肺癌的发生与雌激素水平存在正相关，雌激素会促进子宫肌瘤发生，而患有子宫肌瘤的女性患肺癌的风险显著升高。HPV 感染后，免疫功能下降，容易诱发肺癌。研究显示，HPV 阳性者发生肺癌的危险性是 HPV 阴性者的 3.64 倍。而乳腺癌、绒毛膜癌、恶性软组织肿瘤、骨肉瘤、胃肠道肿瘤、甲状腺癌、泌尿生殖系统肿瘤等恶性肿瘤可转移至肺部。

74. 肺癌与基因有关吗?

答：肺癌与机体基因有关。

（1）EGFR 基因突变：其是肺癌比较常见的基因突变类型。EGFR 基因突变的主要形式包括 19 号外显子缺失突变、21 号外显子 L858R 突变及 20 号外显子插入突变等。

（2）ALK 基因突变：以棘皮动物微管相关类蛋白 4（EML4）与 ALK 的融合为最常见的类型。

（3）其他方面：其他还有 ROS1 基因、RET 基因、MET 基因，尤其是 MET14 号外显子跳跃式突变，还有 BRAF 基因以及 NTRK 融合形式的基因，还有 KRAS 基因突变形式。在临床上有部分已经上市的靶向药，能够控制疾病的进程。

75. 肺癌的中医病因是什么?

答：肺癌的中医病因主要有四个方面。

（1）清气不洁。清气指天空中清明之气，此处指空气。不洁的清气包括烟、工业废气、交通尾气、厨房油烟、粉尘等污染之气。肺为人体气体生成与交换的场所，若为污染之气所侵，则肺的宣发肃降功能失常，导致肺气郁滞而产生癌肿。

（2）饮食所害。饮食不洁净或无规律，导致脾胃功能受损，脾失健运，痰湿内盛，痰湿结于肺，日久而生癌肿。

（3）七情内伤。喜、怒、忧、思、悲、恐、惊这七种情志太过或不及，均影响人体气机的正常运行，气机失和，气血不调，气滞血瘀，痰凝毒聚而成癌肿。

（4）肺脏虚损。肺为娇脏，易受邪侵，肺主气，通调水道，肺脏亏虚，不能主气行水，则水湿痰浊凝结，形成癌肿。

76. 肺癌的中医病机是什么？

答：肺癌的中医病机主要有四个方面。

（1）肺郁痰瘀。肺主气，司呼吸，主布散津液，外邪犯肺，肺气郁结，宣降失司，水湿停滞，聚而成痰，痰凝气滞，血停成瘀，痰瘀搏结，郁久化热，日久成积，积留于肺，发为肺癌。

（2）脾虚痰湿。脾为后天之本，主运化水液，如饮食不节，劳累过度，或情志不畅，肝气郁结，横逆犯脾，均可使脾气受损，运化无力，水湿不化，聚而生痰。脾为生痰之源，肺为贮痰之器，痰湿循经上贮于肺，日久发为肺癌。

（3）阴虚痰热。肺为清虚之体，不耐寒热。外感风热、暑热之邪，或过食辛热厚味，或长期嗜好烟酒，或脏腑功能失常，阴阳气血失调，均可导致热毒内燔，炼津成痰，灼伤肺阴，痰热互扰，日久终成肺癌。

（4）气阴两虚。肺为娇脏，其性喜润恶燥，邪毒、痰浊、瘀血在肺中相互搏结，蓄积日久，化热化火，造成肺之气阴耗损，发为肺癌。

中医学认为，肺癌的发生与正气虚损和邪毒入侵关系密切。正气内虚，脏腑阴阳失调，是罹患本病的主要基础。而诸如烟毒、山岚瘴气、工业废气、矿石粉尘等则是形成本病的常见原因。肺癌是因虚所致，因虚致实，其病位在肺，与脾、肾密切相关。虚以脾虚、阴虚、气阴两虚多见，实以气滞、血瘀、痰凝、毒聚为主，是一种全身属虚、局部属实的疾病。

第四章

肺癌的诊断检查

77. 肺癌患者如何才能早期发现、早期诊断?

答：早期发现、早期诊断为肺癌需看"三要素"：危险因素、临床表现、辅助检查。

（1）危险因素。询问患者是否具备相关危险因素，比如：长期吸烟史、职业致癌因子（石棉、双氯甲基乙醚等）、空气污染、电离辐射、遗传及基因改变、其他（肺结核及部分慢性肺部疾病）等，如果具有某一危险因素，就要做进一步的诊察。

（2）临床表现。部分肺癌患者的临床表现并不明显，但是可能出现以下症状。

①原发肿瘤引起的症状和体征：刺激性干咳、痰血或咯血、气短或喘鸣、发热、恶病质（消瘦）等。

②肿瘤局部扩散引起的症状和体征：胸痛、声音嘶哑、吞咽困难、胸腔积液、心包积液、上腔静脉阻塞综合征等。

（3）辅助检查。

①影像学检查：胸部 X 线、胸部 CT、PET－CT 等。

②病理组织学检查：痰脱落细胞学检查、胸腔积液细胞学检查、支气管镜检查、肺活检等。病理组织学检查可以发现癌细胞或癌组织，是目前诊断肺癌的金标准。

③肿瘤标志物检查：目前常用的肿瘤标志物主要是癌胚抗原、神经元特异性烯醇化酶、细胞角蛋白 19 片段三种，对肺癌的诊断仅起辅助作用。

④分子生物学检查（基因检测）：肺癌相关驱动基因主要包括 EGFR 基因、ALK 融合基因、ROS1 融合基因，不仅能有助于明确诊断，也能指导治疗，判断患者预后。

综上所述，明确肺癌的诊断，需要结合危险因素、临床表现、影像学检查、病理组织学检查，以及分子生物学检查等各个方面来进行。

78. 支气管镜检查可以确诊肺癌吗?

答：支气管镜检查可以确诊肺癌。

支气管镜检查，即将支气管镜经口或鼻置入，再经声门进入气管和支气管以及更远端处，直接观察气管和支气管的病变，并获取相关病变组织以进行细胞学检查。支气管镜检查包括经支气管镜病灶活检、经支气管黏膜活检、经支气管镜透壁肺活检及经支气管镜针吸活检，是检查肺部及气道疾病最常用的一项检查项目。支气管镜检查除了作为诊断手段，还能作为一种治疗手段，如去除异物、切除肿瘤、清除黏液和分泌物的阻塞等。支气管镜能见范围大，同时可结合活检、刷检、冲洗等方法以提高肺癌细胞学以及病理学诊断的阳性率，成为诊断肺癌的主要检查手段。其优点在于：

（1）能够直接发现肿瘤。

（2）中央型肺癌可直接在病灶处活检，是获得病理组织学依据的重要方法。不同部位的病变可应用不同的活检方法，如支气管镜活检、经支气管镜肺活检、支气管肺泡灌洗等，阳性率约达80%。

（3）能准确确定病灶部位及细胞类型，对确定肺癌手术范围，制定化疗、放疗方案以及判断预后有很大帮助。

（4）对于隐性肺癌患者，纤维支气管镜是确定肿瘤部位的唯一检查方法。

（5）荧光支气管镜对肺癌早期定位诊断的敏感性优于普通白光支气管镜，有助于提高早期癌变的检出率。

79. 疑似肺癌患者都适合做支气管镜检查吗？

答：支气管镜是肺癌患者的常规检查项目，但是并非所有的患者都适合做此项检查。

（1）适应证。

①不明原因的慢性咳嗽；

②不明原因的咯血或痰中带血；

③不明原因的局限性哮鸣音；

④不明原因的声音嘶哑；

⑤痰中发现癌细胞或可疑癌细胞；

⑥胸部 X 线或 CT 检查提示肺不张、肺部结节或块影、阻塞性肺炎、炎症不吸收、肺部弥漫性病变、肺门和/或纵隔淋巴结肿大、气管支气管狭窄以及原因未明的胸腔积液等异常改变；

⑦肺部手术前检查；

⑧胸部外伤、怀疑有气管、支气管裂伤或断裂；

⑨肺或支气管感染性疾病（包括免疫抑制患者支气管肺部感染）的病因学诊断；

⑩机械通气患者的气道管理；

⑪确诊气管、支气管瘘。

（2）禁忌证。

①活动性大咯血；

②严重的高血压，如收缩压≥160 mmHg 和/或舒张压≥100 mmHg，或高血压患者血压控制不稳、波动较大；

③严重的心律失常，如 24 小时频次＞500 次的室性心律失常、频发的房性心动过速、频发的室上性心动过速、发作的预激综合征；

④新近发生的心肌梗死或有不稳定型心绞痛发作史；

⑤严重心、肺功能障碍；

⑥不能纠正的出血倾向；

⑦严重的上腔静脉阻塞综合征；

⑧疑有主动脉瘤、主动脉夹层；

⑨严重精神疾病；

⑩全身情况极度衰竭；

⑪已确诊或可疑的颅内高压。

80. 支气管镜检查的前后要注意什么？

答：在支气管镜检查的前后要注意以下几方面。

（1）若无胃肠动力异常或梗阻，局部麻醉时应在支气管镜检查术前 4 小时开始禁食，术前 2 小时开始禁水；全身麻醉时应在支气管镜检查术前 8 小时开始禁食，术前 2 小时开始禁水。检查前排空大小便。

（2）术前做好心理疏导，缓解患者紧张焦虑的情绪。检查当日须有家属陪同，以便不良事件发生时能及时进行医患沟通。

（3）高血压病患者检查当天应继续使用降压药物（口服药物以少量水送服）。

（4）术前不应使用抗胆碱能类药物，一般情况下不推荐预防性使用抗生素。

（5）检查前建议建立静脉通道，以便术中给予镇静药物及其他药物。

（6）患者检查前取下易脱落的活动义齿。

（7）对于拟行活检的患者，需提前停用氯吡格雷、替格瑞洛、华法林等抗血小板、抗凝药物，若术后无明显活动性出血，可在术后 12～24 小时恢复使用。

（8）慢性阻塞性肺疾病及支气管哮喘患者在术前应预防性使用支气管舒张剂。

（9）局部麻醉结束 2 小时后或全身麻醉结束 6 小时后方可进食、饮水，以避免因咽喉仍处于麻醉状态而导致误吸。

（10）术后尽量避免用力咳嗽，以免引起活检部位出血。如出现咯血、憋气、胸痛等症状应及时就诊。

（11）使用镇静剂的患者，应有家人陪伴，在 24 小时内不要驾车。

81. 确诊肺癌必须要做胸腔镜检查吗？

答：确诊肺癌不一定要做胸腔镜检查。

胸腔镜检查是诊断肺癌的常用方法之一，胸腔镜检查在肺部肿瘤诊疗中的应用主要包括：孤立性肺结节的诊断与治疗、肺癌分期、肺癌伴胸膜转移的诊断与治疗等。对于肺癌患者，如果无法明确诊断与分期，或出现不明原因的胸腔积液，或出现胸膜粘连，则可以进行胸腔镜检查，以明确诊断、评估病情，并进行相关治疗。该检查可以同时进行诊断与治疗，与常规开胸活检相比，具有切口小、创伤少、疼痛轻、恢复快、美观和功能保护好及术后生活质量高等优势。无论何种影像学手段，都无法达到胸腔镜在诊断和分期方面的精确程度。

研究显示，对于癌性胸腔积液，胸腔镜检查结合胸腔积液的癌性标志物及细胞学检查，其诊断的准确率可达90%以上。早期肺癌患者可优先考虑胸腔镜手术，大部分中期肺癌患者可在胸腔镜微创手术下得到根治性切除，部分晚期肺癌也可采用胸腔镜治疗，肺转移癌可行胸腔镜微创手术切除。对于老年人和肺功能较差而难以接受传统开胸手术的患者，胸腔镜微创手术治疗具有重要意义。

82. 疑似肺癌患者都适合做胸腔镜检查吗?

答：胸腔镜检查具有诊断与治疗的双重作用，但是并非所有患者都适合做胸腔镜检查。

（1）适应证。

①原因不明的弥漫性肺病变、周围型局限性肺病变，如肺结节、肺部恶性肿瘤；

②原因不明的胸腔积液；

③胸膜、纵隔肿块；

④气胸和血胸；

⑤膈肌、心包病变，如炎症、肿瘤等；

⑥纵隔或胸骨旁内乳淋巴结活检；

⑦急性胸部创伤；

⑧肺萎陷性肺不张、持续性或复发性气胸、支气管胸膜瘘、胸膜腔内异物等。

（2）禁忌证。

①肺与胸壁有粘连；

②低氧血症、高碳酸血症、严重呼吸窘迫；

③不可控制的咳嗽；

④重度肥胖；

⑤未得到控制的感染、气道疾病；

⑥合并缺血性心脏病、心肌梗死等心血管疾病以及凝血功能异常、肾功能衰竭和免疫抑制；

⑦肺萎陷；

⑧中心气道肿瘤梗阻；

⑨出血性疾病；

⑩极度虚弱。

83. X 线、CT、磁共振在肺癌检查中有何不同?

答：X 线、CT、磁共振都可用于肺癌检查。

（1）胸部 X 线。胸部 X 线摄影是胸部的基本检查方法，通常包括胸部正、侧位片。虽然 X 线摄影空间分辨率较高，但是密度分辨率低于 CT，目前多用于入院常规检查或胸部术后复查。患者发现胸部 X 线影像异常时，应进一步进行 CT 等检查方法。虽然胸部 X 线能够检查出肺癌，但很难发现直径 <5 mm 的病灶，不建议用于肺癌的筛查。而 CT 有较好的特异性和敏感性，更适用于肺癌患者。

（2）胸部 CT。胸部 CT 可有效检出早期周围型肺癌、明确病变部位和累及范围，是目前肺癌诊断、分期、疗效评价和随诊的主要影像学检查手段。其优势如下：

①密度分辨率高，可检出长径仅 2 mm 的微小结节，或隐秘或重叠区部位（如心影后、横膈上、纵隔旁、锁骨及肋骨投影区下）的病灶；

②通过 CT，特别是 HRCT 薄层重组和三维重建可鉴别肺癌的良恶性，有助于精准随访；

③CT 增强检查可提高病灶的定性能力、显示实性病灶的血供情况，还可帮助检出、区分血管和肺门及纵隔有无增大淋巴结，这对肺癌的临床分期和疗效评价、手术切除效果的判断等具有重要意义。

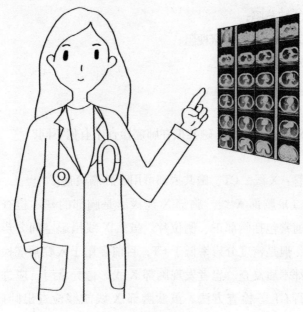

CT 检查

（3）MRI。MRI 一般不用作肺癌的常规检查，其主要用于观察肿块与周围血管和组织之间的关系，判定肿块是否侵犯周围血管组织。出现以下情况时可选择性使用：

①明确肿块的性质、位置、大小、范围；

②判断肿瘤对胸膜、胸壁的侵犯情况；

③显示肺上沟瘤与臂丛神经及血管的关系；

④长径＞8mm 的实性肺结节的鉴别诊断；

⑤判断有无脑转移和局部骨转移；

⑥检查心脏大血管病变；

⑦明确肺门增大的原因；

⑧明确纵隔增宽的情况。

84. PET－CT 能确诊肺癌吗？

答：PET－CT 不能完全确诊肺癌。

PET－CT，即正电子发射计算机断层成像，是临床应用最成熟、最广泛的分子影像学检查设备。它将 PET 和 CT 同机融合，利用正电子核素标记葡萄糖等人体代谢物作为显像剂，通过病灶对显像剂的摄取来反映其代谢变化，从而为临床提供疾病的生物代谢信息。PET－CT 能够反映出病变的基因、分子、代谢及功能状态，具有高敏感性、高特异性及高准确性的特点，应用于肿瘤的术前诊断、分期和疗效评估。

PET－CT 在肺癌中的应用主要如下：

①肺癌的早期诊断和良恶性鉴别；

②确定肺癌的分期和分级；

③治疗效果的评估和预后的判断；

④鉴别肺癌的复发；

⑤肺癌的再分期；

⑥原发病灶的寻找；

⑦放疗的生物靶区定位。

但是，PET－CT 不能完全满足临床对肺癌精确诊断的需求，且 PET－CT 图像为人工阅片，主观性较强，不能满足诊断客观性的需求。因此，PET－CT 不能完全确诊肺癌，仍需进一步的肺组织活检，取得病理学诊断。

85. 与肺癌相关的血液检查指标有哪些？

答：肺癌血液指标检查，即肿瘤标志物检测。

（1）癌胚抗原（CEA）。CEA 是一个广谱的肿瘤标志物，对肺癌的敏感度仅为 27%，但其在预测非小细胞肺癌患者的生存率和复发率方面具有较大的临床价值，尤其是腺癌。

（2）糖类抗原 125（CA-125）。CA-125 是卵巢癌的肿瘤标志物，但是部分肺癌患者血清中 CA-125 升高。研究显示，糖类抗原水平升高的非小细胞肺癌患者易发生转移，且预后差。因此，可以将血清 CA-125 水平作为判断非小细胞肺癌患者预后的独立指标。

（3）神经元特异性烯醇化酶（NSE）。NSE 是神经内分泌肿瘤的特异性标志，而小细胞肺癌常表现为神经内分泌肿瘤。肺癌患者的 NSE 含量是正常肺组织中的 3~35 倍。68%~87% 的小细胞肺癌患者血清 NSE 水平升高，且与肺癌的转移程度和预后有关。

（4）细胞角蛋白 19 片段（CYFRA21-1）。CYFRA21-1 对肺癌的总敏感度约为 47%，对非小细胞肺癌的敏感度约为 49%，对小细胞肺癌的敏感度仅为 34%。对腺癌的敏感度为 42%，对大细胞性肺癌的敏感度为 44%，对鳞癌的敏感度则高达 60%，并随病情进展而血浓度增加。因此，CYFRA21-1 对非小细胞肺癌尤其是肺鳞癌的诊断及疗效监测具有较高的临床价值。

（5）胃泌素释放肽前体（Pro-GRP）。与 NSE 一样，Pro-GRP 在小细胞肺癌患者中具有很好的敏感性和特异性，可用于小细胞肺癌的诊断、预后和疗效评估。NSE 与 Pro‐GRP 联合应用可提高小细胞肺癌的诊断率，对小细胞肺癌患者的化疗效果和生存期预测有较好的评估作用。

（6）鳞状上皮细胞癌抗原（SCC）。SCC 是一种特异性的鳞癌肿瘤标志物，可见于非小细胞肺癌。

86. 肺癌确诊的"金标准"是什么？肺癌的病理组织活检有哪些方式？

答：CT、MRI 等影像学检查并不能完全对肺癌进行确诊，肺癌确诊的"金标准"是病理组织活检。只有找到癌细胞，才能确诊肺癌。

病理组织活检，又称为"病检""活检"。肺部病理组织活检，即从患者肺内取出某些病变组织，再进行病理学检查。肺癌的病理组织检查的目的是：确定是否是肺癌、肺癌的恶性程度、组织学分型。肺癌的组织活检方式有：支气管镜肺活检、胸腔镜肺活检、胸壁穿刺肺活检、开胸肺活检、浅表淋巴结及皮下转移结节活检等。

87. 如何找到癌细胞？

答：要想明确肺癌的诊断，必须要找到癌细胞，通过相关的病理组织活检才能明确诊断。找到癌细胞的方法包括：痰液检查（痰脱落细胞学检查）、胸腔积液检查（胸腔积液细胞学检查）、经皮肺穿刺检查、胸膜穿刺活检、经支气管活检、胸腔镜、浅表淋巴结活检、纵隔镜检查、远处转移部位活检、开胸探查等。

88. 什么是经皮肺穿刺活检？有哪些适应证与禁忌证？

答：经皮肺穿刺活检术，简称为肺活检，是在影像设备引导下，用细针刺入肺内病灶，抽取部分细胞或组织，再将这些病变细胞或组织进行病理学检查。其目的是为了明确肺癌的诊断，并指导治疗。具有简单安全、定位精确、并发症少等优势。

（1）适应证。

①鉴别肺结节、肺癌等肺部疾病的良性与恶性；

②经其他检查方法无法确诊的肺部病变；

③需明确病理类型以进行化疗、放疗或靶向药物治疗；

④性质不明的转移性肺内病变；

⑤转移性肿瘤的分期和分类；

⑥原因不明的肺部弥漫性病变；

⑦肺部感染治疗效果不佳，病灶难以吸收，需明确病原学。

（2）禁忌证。

①凝血功能障碍，或正处于抗凝治疗，有出血倾向；

②身体一般状况差，不能耐受此检查；

③血管性病变，如血管畸形、血管瘤、肺动静脉瘘等；

④不能配合检查，或有精神疾患；

⑤无法控制的咳嗽；

⑥严重肺气肿、肺大疱、肺纤维化、肺包虫病、肺循环高压、肺淤血及严重心功能不全；

⑦病灶与大血管关系密切，而穿刺又无安全路径；

⑧穿刺路径存在感染。

（3）并发症。

①气胸；

②出血；

③栓塞；

④感染等。

89. 痰液中一定能找到肺癌细胞吗?

答：痰液中不一定能找到肺癌细胞。

以往的肺癌患者通常通过痰液脱落细胞检查来寻找肺癌细胞。该法无创，操作简单，对中央型肺癌的敏感度仅为 50%，而周围型肺癌则不足 20%。由于阳性率低，且痰液质量要求高，需要反复检测，目前已较少应用于肺癌诊断。对于高度可疑的肺癌患者，如果痰液中未能找到肺癌细胞，建议行病理组织活检等检查。

90. 胸腔积液中一定能找到肺癌细胞吗?

答：胸腔积液中不一定能找到肺癌细胞。

部分肺癌患者会出现胸腔积液。但是胸腔积液有良性与恶性之分。良性胸腔积液一般是由炎症引起的，没有癌细胞，但是恶性胸腔积液就有可能存在癌细胞。胸腔积液细胞学检查是恶性胸腔积液最特异、最直接的诊断手段。研究显示，通过对胸腔积液进行细胞学检查，癌细胞的检出率为 40% ~ 90%，但是结果可能存在假阴性。对于高度怀疑肺癌的患者，如果出现假阴性的情况，应多次检查或者联合其他检查方法。当胸腔积液中未发现癌细胞，或难以鉴别良恶性细胞时，胸腔积液中的细胞 DNA、肿瘤标志物的检测对恶性胸腔积液的诊断有重要意义。

91. 病理组织活检一定能找到肺癌细胞吗?

答：病理组织活检不一定能找到肺癌细胞。

研究显示，肺癌病理组织活检的确诊率高达 90%，但是，此项检查仍然存在一定的假阳性和假阴性结果，并非每一次的检测都能找到肺癌细胞。这与活检时取材部位、标本质量、标本数量等有关。因此，当高度怀疑肺癌患者出现假阴性时，应当及时与病理科沟通，鼓励患者再行活检或联合其他检查方法。研究显示，对于高度可疑的肺癌患者，采用刷片细胞学、灌洗液细胞学、肺活检、肺穿刺四种方法联合检查的阳性率高达95%以上。

92. 肺癌患者必须要做基因检测吗？

答：建议肺癌患者做基因检测，尤其是肺腺癌患者。

基因检测，即通过血液、其他体液或细胞对 DNA 进行检测的技术。基因检测可以用于诊断疾病、指导用药、评估预后。通过基因检测可以明确肺癌的病理特性、分类、恶性程度，明确患者是否适合分子靶向药物治疗、免疫治疗等。

肺癌的发病是由其相关基因突变及表达异常所引起，而且肺癌细胞的生物学特性，包括对治疗的反应，也都与其相关基因的突变及表达异常有关。对患者的肺癌组织标本进行携带表皮生长因子受体（EGFR）、K－ras 基因突变检测以及间变性淋巴瘤激酶（ALK）及 ROS1 融合基因检测，即称之为"分子病理学诊断"，这对治疗方案的选择具有指导意义。

EGFR 基因敏感突变、ALK 融合或 ROS1 融合的晚期非小细胞肺癌靶向治疗的疗效与分子分型的关系已在临床实践中得到充分证实。研究显示，亚裔人群的肺腺癌患者的 EGFR 基因敏感突变阳性率达 40%～50%。因此，所有含腺癌成分的非小细胞肺癌，无论其临床特征如何，都应常规进行 EGFR 突变、ALK 融合及 ROS1 融合检测。同样是非小细胞肺癌患者，EGFR 基因突变者对吉非替尼等 TKI 抑制剂的治疗敏感性较高，K – ras 基因突变者对化疗的敏感性较高，而存在 ALK 融合基因的患者对克唑替尼的治疗敏感。

确诊为肺癌以后，再进行选择性基因检测是非常必要的，但是临床中有些肺癌患者认为做一次基因检测就够了，其实不然。如果出现肺癌复发或耐药，需要再次做基因检测。根本原因是原有的或复发的肺癌有可能出现基因变化。此时，应根据新的基因检测结果重新选择药物，制订最合适的个体化治疗方案，以提高治疗的有效率。

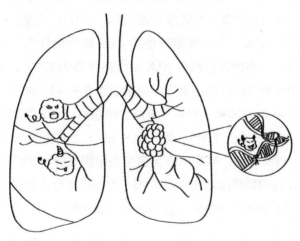

肺癌的基因检测

93. 什么是肺癌的分子分型？

答：随着肺癌系列致癌驱动基因的相继确定，肺癌的分型也由过去单纯的病理组织学分类，进一步细分为基于驱动基因的分子亚型。肺癌的基因靶点有几十种，对中国肺癌患者来说，具有临床价值的靶点有三个：EGFR、ALK 和 ROS1。

（1）EGFR。EGFR 突变主要包括四种类型：外显子 19 缺失突变、外显子 21 点突变、外显子 18 点突变和外显子 20 插入突变。最常见的 EGFR 突变为：外显子 19 缺失突变（19 – DEL）、外显子 21 点突变（21 – L858R），均为 EGFR – TKI 的敏感性突变。18 外显子 G719X、20 外显子 T790M 和 21 外显子 L861Q 突变亦均为敏感性突变。利用组织标本进行 EGFR 突变检测是首选的策略。EGFR 突变的检测方法包括：突变扩增阻滞系统（ARMS）法、超级突变扩增阻滞系统（Super – ARMS）法、DNA 测定内标法（COBAS）、微滴式数字 PCR（ddPCR）和高通量测序技术（NGS）法等。

（2）ALK。非小细胞肺癌的 ALK 融合阳性发生率为 3% ~7%，中国人群腺癌 ALK 融合阳性率为 5.1%。而我国 EGFR 和 KRAS 均为野生型的腺癌患者中 ALK 融合基因的阳性率高达 30% ~42%。检测方法包括：ALK 基因荧光原位杂交技术（FISH）法、ALK 融合变异逆转录 PCR（RT – PCR）法、ALK 融合蛋白免疫组织化学（IHC）法。该类阳性的肺癌患者通常可从 ALK 抑制剂治疗中获益。

（3）ROS1。ROS1 融合是非小细胞肺癌的另一种特定分子亚型。

94. 肺癌确诊后还要做检查吗？

答：肺癌患者确诊后面临着治疗的问题。每一位患者的患病情况不一，需要采取个体化的治疗方案，因此肺癌确诊后还要做相关检查。

（1）明确病理分型。不同的病理类型，所采用的治疗方法不一样。

（2）基因检测。同一病理类型的肺癌，基因突变不一样，因此进行基因检测有助于分子靶向药物的选择。尤其是肺腺癌患者，基因突变概率更高。

（3）评估病情。

①对于手术治疗的患者，则需要进一步完善呼吸功能、凝血功能、肝肾功能等检查，还需要对合并高血压病、冠心病、糖尿病、营养不良等患者进行基础疾病检查与评估。术后也需要对可能发生的肺部并发症、急性肾损伤、器官功能障碍等进行检查。

②对于已采取药物治疗（化疗、靶向、生物治疗等）的患者，则需要进一步完善基因检测、肝肾功能、心功能、凝血功能、白细胞水平等检查，以期指导用药并积极应对可能发生的不良反应。

③对于放疗患者，则需要监测可能发生的白细胞减少、放射性肺炎、放射性食管炎等不良反应。

（4）监测不良反应。肺癌患者接受治疗后，需要进行各种检查与指标检测以监测不良反应。

（5）判断疗效。通过检查项目分析、评估治疗的效果。

（6）防止复发转移。进一步完善影像学（彩超、X线、CT、PET－CT、磁共振等）、肿瘤标志物等检查，评估肺癌的复发转移以及预后情况，以防止复发转移。

第五章

肺癌的中西医治疗

95. 确诊肺癌后，该怎么办？

答：确诊肺癌后应尽快去正规医院治疗。

随着医疗的发展，目前肺癌患者的总生存时间和生活质量有了明显的改善，生存期超过 5 年的肺癌患者数量显著增加，所以选择正规的医院与专业的医师就诊极为重要。肺癌是一种慢性疾病，其治疗是一个长期的过程。一个完整的治疗方案常涉及多个学科，不仅需要治疗肿瘤，而且需要治疗肿瘤所带来的并发症与药物所带来的不良反应。而且每一患者的病理类型、临床分期、治疗阶段不同，所采取的治疗方法也不同，需要针对具体情况采用以某一种方法为主的综合治疗。这就需要多个科室参与治疗，如内科（呼吸科、肿瘤科）、外科（胸外科）、介入科、放疗科等。治疗后的康复措施也非常重要，这就涉及康复科、针灸科、推拿科等科室。只有通过确立多学科团队（MDT）的诊疗方案，才能为患者提供最优的治疗方案，从而提高患者的治疗效果、降低并发症和肿瘤复发风险。

96. 肺癌的治疗原则与目的是什么？

答：肺癌的治疗原则与目的依据国际 TNM 分期来

确定。

（1）原位期和早期：原则上以手术治疗为主，并根据是否存在危险因素辅以化疗；对于不适合手术的患者可选择非手术的局部治疗，如放疗、介入治疗等，并予以中医药治疗抗复发转移。手术治疗的目的在于：彻底切除肿瘤和胸腔内有可能转移的淋巴结，尽可能保留有功能的正常组织。

（2）中期和中晚期：以完全性手术切除为主，同时配合放射治疗、化学治疗、免疫治疗、靶向治疗及中医药治疗等方法；对于不适合手术治疗的患者，以局部放疗和全身系统药物治疗为主。放化疗等其他方法的目的在于：根治或最大限度地控制病灶、提高疗效、改善患者生活质量、延长生存时间。

（3）晚期：选择全身治疗联合中医药治疗的综合治疗，极大限度地延长患者的生存时间，控制疾病的进展，改善患者的生活质量。

无论处于何期，肺癌的最终治疗原则是采用一种方法为主的综合治疗原则，最终的治疗目的是达到痊愈。对于大多数不能痊愈的中晚期肺癌患者，治疗目的为"带瘤生存"，即能像慢性患者一样长期生存，并具有较好的生活质量。

97. 什么是肺癌的综合治疗？

答：肺癌的综合治疗，就是多学科诊疗团队在确定肺癌病理组织类型、TNM 分期及分子分型后，根据患者个体化情况，结合国内外指南及循证医学证据，对患者提出可实施的治疗方案。肺癌治疗方案往往以某一方法为主，其他方法为辅，大致分为局部治疗和全身治疗。

（1）局部治疗，指的是直接消灭看得见的实体瘤。主要包括：

①手术治疗（肺肿瘤切除术）；

②介入治疗（经血管介入治疗、经支气管镜介入治疗）；

③放射治疗（调强放疗、三维适形放疗、容积调强弧形治疗、图像引导放疗等）；

（2）全身治疗，指的是全身性的系统治疗。主要包括：

①靶向治疗（应用厄洛替尼、吉非替尼、埃克替尼等靶向药物）；

②化学治疗（应用紫杉醇、吉西他滨、长春瑞滨、培美曲塞、依托泊苷、伊立替康、托泊替康及铂类等化疗药物）；

③免疫治疗（包括主动免疫治疗、被动免疫治疗）；

④中医药治疗（中医内治法、中医外治法等）；

⑤对症支持治疗，如合并慢性阻塞性肺病者进行吸氧、控制感染、应用支气管舒张剂等。

98. 小细胞肺癌与非小细胞肺癌的治疗方式是一样的吗?

答：小细胞肺癌与非小细胞肺癌的治疗方式不一样。

（1）小细胞肺癌。

①局限期：即临床Ⅰ期，病变局限于患侧肺叶，仅有区域淋巴结转移，可行外科切除术，术后可配合化疗等其他治疗。

②广泛期：涉及整个肺部，或出现脑、骨骼等胸外转移，手术联合化疗仍是广泛期患者的主要治疗手段。

③复发患者：对于一线治疗后2~3个月内复发、体力状况评分（PS评分）为0~2分的患者，可选异环磷酰胺、紫杉醇、多西紫杉醇、吉西他滨等；对于一线治疗后2~3个月至6个月复发的患者，可选拓扑替康、伊立替康、吉西他滨、紫杉醇等；对于一线治疗6个月后复发的患者则建议仍使用初始方案。

（2）非小细胞肺癌。

①Ⅰ期：首选肺叶切除+肺门纵隔淋巴结清扫术。

②Ⅱ期：主要是手术切除。

③Ⅲ期：即局部晚期，可选择手术切除或手术外的其他治疗。

④Ⅳ期：有恶性胸腔积液或远处转移，可选择全身性治疗，或在全身性治疗的基础上进行局部治疗。

⑤复发或转移患者：功能状态良好者，予全身化疗或靶向治疗；功能状态不佳者，予靶向治疗或对症支持治疗。

99. 什么是肺癌的手术切除治疗？

答：手术切除，即通过手术切除肺脏的肿块，包括根治性切除和姑息性切除。

（1）根治性手术。

根治性手术是指对原发灶的广泛切除，连同其周围的淋巴结转移区域的整块组织进行切除，尽可能地达到根治的目的。根治性手术适合于肿瘤局限于原发部位及区域淋巴结，未发现有其他部位转移灶，患者全身情况能够耐受根治手术者。

（2）姑息性手术。

姑息性手术指的是肿瘤范围较广，已有转移而不能做根治性手术的晚期患者，可以只切除部分肿瘤或做减轻症状的手术。对于失去根治性切除机会的肺癌患者，姑息性切除术可明显改善生存质量，延长生存时间。

100. 肺癌的手术切除方式有哪些？

答：手术切除术是肺癌的主要治疗手段，根据手术方式的不同，可分为传统开放手术及微创手术。

（1）传统开放手术治疗。包括肺叶切除术、亚肺叶切除术、袖式肺叶切除术、全肺切除术、扩大性肺叶切除术。

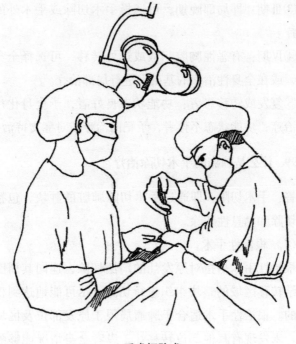

手术切除术

（2）微创手术治疗。包括电视辅助胸腔镜手术、胸腔镜辅助小切口开胸术、机器人辅助胸腔镜手术。

微创手术相较于传统开放手术创伤小，患者术后恢复快，但在清扫淋巴结和肿瘤病灶周围组织方面较困难，肿瘤复发率高。

101. 肺癌患者都可以行手术切除治疗吗?

答：不是所有肺癌患者都可以进行手术切除治疗。

（1）适应证。

①Ⅰ、Ⅱ期非小细胞肺癌；

②Ⅰ期小细胞肺癌；

③Ⅱ期小细胞肺癌，行新辅助治疗后可以手术；

④病变局限于一侧胸腔且能完全切除的Ⅲa期及部分Ⅱb期非小细胞肺癌；

⑤临床经各种方法检查均不能排除肺癌，且估计病灶能切除者；

⑥原本无手术指征，经放、化疗等综合治疗后，病灶明显缩小、全身情况改善，估计能够切除者；

⑦非小细胞肺癌排除远处转移，病变侵犯胸壁、心包、大血管、膈肌，但范围局限，技术上能完全切除者；

⑧脑、肝、肾上腺等单发转移，排除其他部位转移，原发灶和转移灶均能完全切除者；

⑨尽管不能达到根治性手术，但为了取得病理诊断为综合治疗提供依据，也可以考虑微创手术局部切除。

（2）禁忌证。

①肺癌分期超出手术适应证范围；

②全身状况较差，生活质量评分（KPS评分）低于60分，或恶病质；

③心血管疾病：6周之内发生急性心肌梗死、严重的

室性心律失常或不能控制的心力衰竭；

④心肺功能差，不能耐受手术；

⑤75岁以上并且颈动脉狭窄面积超过50%，或75岁以下并且颈动脉狭窄超过70%；

⑥严重的、不能控制的伴随疾病并持续地损害患者的生理和心理功能；

⑦肺动脉主干受累，左右侧距起点<1.5 cm；

⑧严重肝肾功能异常或凝血功能异常；

⑨存在肝、骨骼、肾、脑等广泛转移，对侧肺、对侧肺门及纵隔淋巴结转移等；

⑩患者拒绝手术。

（3）手术后并发症。

肺癌手术后的并发症发生率为8%~35%，最常见的是呼吸系统并发症（主要为手术侧肺不张、阻塞性肺气肿）和心血管系统并发症，较为独特的并发症包括术后肺断面漏气、胸膜支气管瘘等。

102. 肺癌患者手术治疗前还需要做其他治疗吗？

答：肺癌患者手术治疗前还需要做其他治疗。

局部进展期的肺癌患者，一般在手术治疗前需要做一些治疗，如化疗、放疗、靶向及免疫治疗等，称为新辅助治疗。部分肺癌患者对化疗非常敏感，经过几个周期的化疗后，往往能缩小肿块，这有利于提高手术的治愈率。对于之前不能手术的患者，因化疗后肿块缩小而能进行手术。其主要的治疗目的是：

（1）可降低肺癌患者肺癌的分期，灭活其体内可能存在的微转移灶，降低病情的复发率。

（2）可减少或消灭转移的病灶和淋巴结，增强手术切除的效果。

（3）可缩小原有病灶、提高手术切除率。

（4）使部分不可手术的患者获得手术切除的机会。

103. 肺癌患者手术治疗后还需要做其他治疗吗?

答：肺癌手术治疗后是否需要做其他治疗，要根据患者的具体情况而定。

（1）对于早期肺癌患者（Ⅰ期），肺癌根治术后一般不需要进行其他治疗，只需要定期复查。其 5 年生存率达 80% ~ 90% 。如果患者存活 5 年，则表示肺癌治愈。

（2）对于非早期的大多数肺癌患者，即使完成了肺癌根治术，术后还需要配合其他治疗方法，才能达到治愈目标。

（3）对于接受姑息性手术治疗的肺癌患者，术后需要进行化疗联合放疗。

术后进行放化疗的主要目的是降低手术后复发转移率。由于手术一定程度上损伤机体，需要待患者体力与脏器功能得到康复才能进行下一步的治疗。

104. 肺癌患者不愿意或不能手术治疗，怎么办?

答：肺癌患者不愿意或不能手术治疗，可以选择放化疗、免疫、靶向、中医药治疗等。

（1）早期。可选择放射治疗，首选立体定向放疗（SBRT）。

（2）中期。根据患者的具体情况，可选择放疗、化疗、免疫治疗、靶向治疗、中医药治疗等综合治疗方法。

（3）局部晚期。局部晚期无法或不愿手术患者，可结合患者具体情况选择根治性同步放化疗；若患者无法耐受同步放化疗，则可选择序贯放化疗；若无法耐受或拒绝放化疗综合性治疗，可考虑单纯放疗。

（4）晚期。晚期肺癌患者则根据患者的病理分型、基因检测结果及免疫检查点的表达情况，选择化疗、靶向治疗、免疫治疗、中医药治疗等。

（5）对于不能或拒绝西医治疗方式者，可单纯采用中医药疗法治疗，以及对症治疗。

105. 什么是肺癌的化疗？

答：化疗，是化学药物治疗的简称，是利用化学药物阻止癌细胞的增殖、浸润、转移，直至最终杀灭癌细胞的一种治疗方式。

化疗是目前治疗肿瘤的有效手段之一，和手术、放疗并称为癌症的三大治疗手段。手术和放疗属于局部治疗，仅对治疗部位的肿瘤有效，对于潜在的转移病灶和已经发生临床转移的癌症就难以发挥疗效。而化疗是一种全身治疗的手段，无论采用什么途径给药（口服、静脉和体腔给药等），化疗药物都会随着血液循环遍布全身的绝大部分器官和组织。因此，对一些有全身播撒倾向的肿瘤及已经转移的中晚期肿瘤，化疗是其主要的治疗手段之一。肺癌的化疗可分为以下几方面。

（1）根治性化疗：主要用于小细胞肺癌的治疗，其特点是足量、足疗程的联合化疗，提高疗效，延长生存期。

（2）姑息性化疗：主要用于晚期肺癌，延缓症状，预防复发转移，提高生存质量，延长生存期。

（3）新辅助化疗：即术前化疗，使不可手术转为可手术，减少微转移，提高生存率。

（4）辅助化疗：即术后化疗，减少微转移，提高生存率，延长生存时间。

（5）局部化疗：在影像介导下经支气管动脉或病灶供血血管注入化疗药物，提高疗效。

（6）增敏化疗：在放疗的同时配合化疗，增进肺癌细胞对放疗的敏感性。

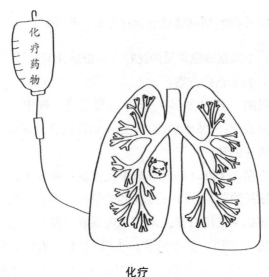

化疗

106. 非小细胞肺癌常见的化疗方案有哪些？

答：非小细胞肺癌常见的化疗方案包括一线与二线。

（1）一线化疗方案。

①NP方案：长春瑞滨＋顺铂。

②TP方案：紫杉醇＋顺铂或卡铂。

③nab - TP 方案：白蛋白紫杉醇 + 顺铂或卡铂。

④LP 方案：紫杉醇酯质体 + 顺铂或卡铂。

⑤GP 方案：吉西他滨 + 顺铂或卡铂。

⑥DP 方案：多西他赛 + 顺铂或卡铂。

⑦AP 方案：培美曲塞 + 顺铂或卡铂。

21 日为 1 个周期，治疗 4～6 个周期。

（2）二线化疗方案。包括多西他赛、培美曲塞等。

21 日为 1 个周期。

107. 小细胞肺癌常见的化疗方案有哪些?

答：小细胞肺癌常见的化疗方案根据分期来制订。

（1）初始治疗方案。

局限期。①EP 方案 + 同步/序贯放疗：顺铂 + 依托泊苷 + 胸部放疗；②EP 方案：顺铂 + 依托泊苷；③EC 方案：卡铂 + 依托泊苷。

广泛期。①EC + 阿替利珠单抗方案：阿替利尤单抗 + 卡铂 + 依托泊苷；②EP + 度伐利尤单抗方案：度伐利珠尤单抗 + 顺铂 + 依托泊苷；③EC + 度伐利尤单抗方案：度伐利尤单抗 + 卡铂 + 依托泊苷；④EP 方案：依托泊苷 + 顺铂；⑤EC 方案：依托泊苷 + 卡铂；⑥EL 方案：依托泊苷 + 洛铂；⑦IP 方案：伊立替康 + 顺铂；⑧IC 方案：伊立替康 + 卡铂；⑨EC + 斯鲁利单抗方案：斯鲁利单抗 + 卡铂 + 依托泊苷。

（2）复发治疗方案。

①≤6 个月复发：拓扑替康，或伊立替康、紫杉醇、多西他赛、吉西他滨、口服依托泊苷、长春瑞滨、替莫唑胺，或苯达莫司汀。

② >6 个月复发：可选用原方案。

（3）其他治疗方案。安罗替尼，或纳武利尤单抗、帕博利珠单抗。

108. 何为肺癌姑息性放疗、根治性放疗？

答：肺癌的放疗分为姑息性与根治性。

（1）姑息性放疗。

姑息性放疗是指应用放疗治疗晚期肿瘤的复发和转移病灶，姑息性放疗主要针对身体状况较差，病变处于晚期，年龄较大，估计治愈可能性较小的患者。实施的照射靶区较小，剂量较低，因其以改善症状为目的，无法根治，故又称为减症放疗，如止痛、缓解压迫症状、止血、控制溃疡面积、改善生活质量、延长生存期等。其目的不是为了根治肿瘤，而是为了减轻肿瘤的负荷，主要针对晚期肺癌患者。

（2）根治性放疗。

根治性放疗主要是对全身状况较好、病变处于早期、治愈希望较大的患者，实施照射面积（靶区）较大（包括全部原发灶、转移处及可能的亚临床病灶），针对其局部、迅速、分化程度较低的，且对射线比较敏感的癌细胞进行放疗，放射剂量较高，以治愈为目的。疗效较好，但费用较高，毒副作用较大。适用于对放疗敏感且通过放疗能被治愈或完全控制的肺癌。

109. 肺癌患者都适合化疗吗？

答：并非所有的肺癌患者均适合化疗。

（1）适应证。

①小细胞肺癌。局限期小细胞肺癌患者可行化疗联合同步/序贯放疗；广泛期小细胞肺癌患者可行单纯化疗或联合免疫化疗；复发的小细胞肺癌患者以化疗为主。

②非小细胞肺癌。Ⅰ期：术后一般不需要化疗。Ⅱ期：Ⅱ期患者且适宜手术者，应手术＋含铂双药化疗；Ⅱ期不适宜手术者，可行同步/序贯放化疗。Ⅲ期：无论是否能手术，均可行化疗。Ⅳ期：无相关基因突变者或靶向药物耐药者，均可行化疗。

（2）禁忌证。

①对化疗药物及辅料过敏。

②合并心、肝、肾脏等严重脏器功能障碍。

③骨髓造血功能抑制，表现为白细胞、血小板减少，如白细胞 $<3.5 \times 10^9/L$，血小板 $<70 \times 10^9/L$，有出血倾向，或血红蛋白 $<80g/L$。

④身体虚弱、营养状况差，恶病质，预期生存期 <2 个月。

⑤骨髓转移或曾广泛进行骨髓放疗者。

⑥有水痘、带状疱疹等严重感染性疾病。

⑦有栓塞性疾病史，如脑栓塞、肺栓塞、心肌梗死等。

⑧有严重活动性溃疡（胃肠道、皮肤等）及高热等。

⑨妊娠及哺乳期妇女。大多数化疗药物可以经过乳汁分泌，从而影响婴儿的健康，部分化疗药物会导致畸胎或死胎。

⑩化疗耐药：患者多次化疗后出现耐药现象，且无法达到治疗效果，则需要停止化疗或者更换化疗方案。

⑪特定化疗药物规定的禁忌证。

110. 肺癌化疗有何不良反应?

答：肺癌化疗存在一定的不良反应。

（1）不良反应的主要表现。

①消化道反应：恶心、呕吐、腹泻、便秘、口腔黏膜炎症、溃疡及电解质紊乱、消化道出血等。

②血液学毒性：白细胞、血小板、血红蛋白、中性粒细胞减少等。

③药物过敏反应：发热、皮疹、过敏性休克等。

④心血管系统毒性：心律失常、高血压、心功能受损及静脉炎等。

⑤肝功能损害：腹胀、黄疸、食欲下降、乏力、厌油、谷丙转氨酶与谷草转氨酶升高、胆红素升高等。

⑥肾功能损害：腰痛、尿少或无尿、水肿、肌酐、尿素氮升高等。

⑦药物外渗：皮肤溃烂、皮炎等。

⑧泌尿系统：膀胱炎、血尿等。

⑨神经系统毒性：周围神经炎（手足麻木不适）、精神症状等。

⑩脱发。

（2）不良反应的处理方法。

①消化道反应：采用护胃、止呕、加强营养、调节肠道菌群、止泻、通便等对症支持治疗；呕吐严重者可多药联合以止呕。

②血液学毒性：密切监测血常规、凝血功能，必要时行升白细胞、血小板、补铁、止血、输血等对症支持治疗。

③药物过敏反应：如部分患者使用紫杉醇类药物可能

出现过敏反应。采用抗过敏治疗，如培美曲塞化疗方案者，配合复合维生素片、地塞米松、维生素 B_{12}，以减少皮疹。积极做好抢救准备，防治过敏性休克。

④心血管系统毒性：密切监测血压、呼吸、脉搏、心率等生命体征，积极进行降压、控制心律等对症支持治疗；对过敏体质患者，实行心电监测；含顺铂的化疗方案可予以利尿药物加速药物代谢、减少心脏负荷。

⑤肝肾功能损害：每周复查肝肾功能，配合护肝、护肾药物治疗。

⑥药物外渗：采用留置针头或者经外周静脉置入中心静脉导管（PICC）置管，防止化疗药物外渗；药物外渗时根据具体病情酌情予以硫酸镁湿敷，必要时予以抗炎、抗过敏药物治疗。

⑦泌尿系统毒性：肿瘤溶解综合征的患者，预防性使用碳酸氢钠片、苯溴马隆片等碱化尿液药物，顺铂化疗方案可予以利尿药物加速药物代谢，加大补液量进行水化处理。

⑧神经系统毒性：使用营养神经药物，减少神经毒性。如奥沙利铂引起的周围神经毒性（手足麻木，遇冷加重），可配合甲钴胺、多种维生素，以营养神经，嘱患者用药期间避免接触冷水、冷饮，注意保暖，生活中使用温水。

111. 如何评估肺癌的化疗疗效？

答：依据肺癌患者的症状体征、实验室指标、影像学检查等来评估化疗的疗效。

（1）症状或体征缓解：部分患者使用化疗方案后，咳嗽、气促等症状、体征可得到明显缓解，说明该方案治疗有效。

（2）实验室指标水平下降：相关肿瘤标志物水平下降，如肺腺癌患者经化疗后，CEA、CA153、CA199 等指标的数值明显减少，说明该方案治疗有效。

（3）肿块缩小：经影像学（B 超、CT、PET－CT、MRI等）检查，患者原发灶、转移灶较前缩小，提示治疗有效。

112. 什么是肺癌的放疗？

答：放疗，即放射治疗，是利用射线治疗肿瘤的一种局部治疗方法。

放疗通过利用放射线和各类 X 射线治疗机或加速器产生的 X 射线、电子线、质子束及其他粒子束等各种不同能量的射线照射肿瘤。当癌细胞吸收射线后，射线能直接与细胞内的结构发生作用，损伤细胞 DNA，使细胞停止生长，从而对抗癌细胞。

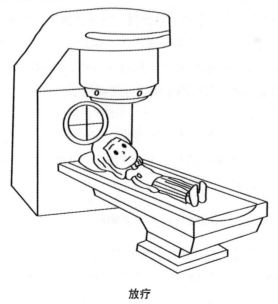

放疗

放疗的目的是：给予肿瘤精确剂量照射的同时，尽可能地保护周围正常组织，既根治了肿瘤，延长了患者的生存时间，又保证了患者的生活质量。除根治性目的外，放疗还能缓解疼痛和肿瘤压迫症状等，与外科联合治疗能保护器官功能。

放疗的疗效取决于肿瘤细胞对放射线的敏感性，与细胞氧合状态、细胞周期、增殖活性、DNA 损伤修复等密切相关。保持照射部位清洁，预防感染、坏死，是提高放疗敏感性的关键。

113. 治疗肺癌的放射线与放疗技术有哪些?

答：放射线包括放射性同位素产生的 α、β、γ 射线和各类 X 射线治疗机或加速器产生的 X 射线、电子线、质子束及其他粒子束等。

在 CT 影像技术和计算机技术发展帮助下，目前的放疗技术由二维放疗发展至三维放疗、四维放疗技术，放疗剂量分配也由点剂量发展至体积剂量分配，及体积剂量分配中的剂量调强。目前的主流放疗技术包括：

（1）立体定向放射治疗（SRT）：包括三维适形放疗（3D-CRT）、三维适形调强放疗（IMRT）。

（2）立体定向放射外科（SRS）：包括 X 刀、伽马刀（γ 刀）、射波刀等治疗。

114. 常见的肺癌放疗方案有哪些?

答：常见的肺癌放疗方案有以下几种。

临床上肺癌的放射治疗有很多种不同的方案，包括：超分割放疗、加速分割放疗、连续加速超分割放疗、三维适形疗法、三维适形调强放射治疗、后装近距离放疗、姑息性放疗，根据患者不同的病情分期和体力状况选择不同的治疗方案。

115. 为什么肺癌患者放疗时需要固定体位?

答：体位固定技术是放疗计划设计与执行过程中极其重要的一个环节。

放疗定位有以下特点：第一，定位精度要求高，如果定位误差较大，肿瘤将可能存在照射遗漏，肿瘤控制欠佳。第二，放疗的次数较多（25~30次），治疗时间长。精准定位可以保证每次治疗的可重复性。第三，保护周围器官。肿瘤周围往往是其他正常器官，放疗计划一般会对周围器官进行剂量保护，如果误差大，高剂量区域落在周围器官，可能导致严重并发症。因此，在放疗中进行体位固定，可以确保每次定位的准确性和治疗的可重复性。体位固定通常采用头颈肩膜（上段肺癌）、颈肩胸膜（中下段肺癌）固定或真空垫（定位袋）固定。

体位固定所用的装置包括热塑膜、负压真空垫等，临床需根据患者的病灶部位来选择适合的模具。关于体位固定的方式，不同部位的肿瘤所采用的体位不一样，胸部肿瘤采用常规仰卧位或者俯卧位。

注意事项：

（1）体位固定时患者要保持平和心态，避免紧张、恐惧等不良情绪。

（2）医师要向患者讲述治疗过程中的相关事宜，缓解不良情绪。

（3）在模具成型过程中，患者如果出现呼吸不畅、疼痛、头晕恶心、压迫症状等，要及时告知医师。

（4）对于骨肿瘤或者骨转移患者，体位固定过程中谨慎行动，避免发生医源性骨折事件。

116. 肺癌患者都适合放疗吗?

答：并非所有肺癌患者都适合放疗。

（1）适应证。

①小细胞肺癌。由于小细胞肺癌的生物学特性与其他组织学类型不同，诊断时局限期患者占1/3，广泛期患者占2/3。局限期小细胞肺癌的基础治疗方案为化疗＋放疗，这是目前局限期的标准治疗方案。广泛期主要以化疗为主，但近年研究发现放疗在广泛期小细胞肺癌中也有效，尤其是脑转移灶的放疗，可以提高生存率。

②非小细胞肺癌。A. 早期。对于不能接受手术或拒绝手术者，如果没有放疗禁忌证，可选择放疗。B. 中期。手术后存在以下情况者可以配合放疗：没有进行规范纵隔淋巴结清扫者、淋巴结包膜外侵犯者、肺门淋巴结广泛转移者以及切缘近者。C. 中晚期。采用外科、放疗和化疗等联合治疗模式，或采用以放疗为主的综合治疗方式。D. 晚期。以化疗为主的综合治疗中可配合放疗，放疗主要用于姑息治疗，如骨转移放疗止痛、上腔静脉综合征放疗减症等。

（2）禁忌证。

①严重肺部疾病或肺功能不全，因放疗加重呼吸困难，引起放射性肺损伤。

②癌性空洞和巨大癌肿，放疗会促进或加重空洞形成。

③身体虚弱，呈现恶病质。

④肿瘤较大，放疗范围广泛，可能会引起广泛性肺损伤。

117. 肺癌放疗有何不良反应?

答：肺癌放疗存在一定的不良反应。

（1）放射性肺损伤。放射性肺损伤的程度分级：0级，无异常；1级，轻度干咳或活动时呼吸困难；2级，持续咳嗽需要麻醉性镇咳药，轻度活动时呼吸困难，但无静息时呼吸困难；3级，剧烈咳嗽麻醉性镇咳药无效或静息时呼吸困难，临床或影像学有急性肺炎证据，需间断性吸氧，有时需激素治疗；4级，严重呼吸功能不全或需持续吸氧或者辅助通气。

其主要表现为急慢性放射性肺炎。急性放射性肺炎，即肺部出现放射性损伤，是放疗的常见并发症。大多数患者无明显症状，照射结束后，损伤逐渐吸收、消散，逐渐纤维化。部分肺损伤严重者可出现咳嗽、咳痰、痰中带血、胸痛、胸闷、呼吸困难、发热等症状。其诊断主要是根据症状及影像学（X线、CT等）结果进行综合判断。放射性肺炎的形成与受照射面积的关系最大，与剂量及分割也有关。

处理方法：轻度者，注意个人起居卫生，勿感冒。中重度者，给予吸氧、止咳平喘、抗生素、糖皮质激素、细胞毒性药物及中药等对症治疗。

（2）放射性皮肤损伤。放射性皮肤损伤的程度分级：0级，皮肤无变化；1级，滤泡样暗红色斑或脱发，干性脱发，出汗减少；2级，触痛性或鲜色红斑，片状湿性脱皮或中度水肿；3级，皮肤褶皱以外部位的融合性湿性脱皮，凹陷性水肿；4级，溃疡、出血及坏死。

皮肤及其附属器是放射敏感组织，其中最敏感的是皮脂腺，其次为毛囊、表皮、汗腺等，因此部分放疗的肺癌患者会出现放射性皮肤损伤。放射性皮肤损伤有一定的潜伏期，潜伏期的长短主要取决于局部皮肤接受的剂量和辐射面积。接受剂量与辐射面积越大，潜伏期越短。

处理方法：轻度者，做好宣传教育，穿宽松衣服，皮肤多汗者保持干燥；无溃疡者，考虑外用皮肤乳膏；有溃破者，暂停放疗，可用呋喃西林液湿敷，再予重组人表皮生长因子衍生物喷涂创面，注意伤口消毒，及时换药。

（3）放射性食管炎。放射性食管炎的程度分级：0级，无症状；1级，轻度吞咽困难或吞咽疼痛，须用表面麻醉药、非麻醉药镇痛或进半流质饮食；2级，中度吞咽困难或吞咽疼痛，需麻醉药镇痛或进流质饮食；3级，重度吞咽困难或吞咽疼痛，伴脱水或体重下降 >15%，需鼻胃饲，或静脉输液补充营养；4级，完全梗阻、溃疡穿孔或瘘管形成。

急性放射性食管炎是由于放射线损伤食管黏膜，食管的屏障保护功能下降、炎症所致。临床主要表现为吞咽疼痛，一般在放疗开始后 2~3 周开始，4~5 周左右达到高峰，之后症状可有所减轻，一直持续到放疗结束后 1 个月左右。严重放射性食管炎主要表现为食管溃疡及食管狭窄等。

处理方法：轻度者，改变饮食种类与习惯，使用氢氧化铝、氢氧化镁等药物；中重度者，应用利多卡因、糖皮质激素、质子泵抑制剂、黏膜保护剂等药物。

（4）放射性口腔黏膜炎。放射性口腔黏膜炎的程度分级：轻度，口腔黏膜红肿、红斑、充血，分泌物减少，口干，稍痛，进食略少；中度，口咽部明显充血水肿，斑点状白膜、溃疡形成，有明显疼痛，进食困难；重度，口腔黏膜极度充血、糜烂、出血、坏死，融合成白膜，溃疡加重，并有脓性分泌物，剧痛，不能进食，并偶有发热。

处理方法：轻度者，注意口腔清洁卫生，清淡饮食，饭后苏打水漱口，有助于减少黏膜反应。中重度者，可应用重组人表皮生长因子、抗生素、止痛药。注意营养支持治疗。

（5）放射性心脏损伤。放射性心脏损伤的程度分级：0级，无症状；1级，无症状，但有客观心电图变化证据，或心包异常，无其他心脏病证据；2级，有症状，伴心电图改变和影像学上充血性心力衰竭的表现，或心包疾病，无须特殊治疗；3级，充血性心力衰竭，心绞痛，心律失常，心包疾病，对症治疗有效；4级，充血性心力衰竭，心绞痛，心包疾病，对症治疗有效。

处理方法：积极控制心脏疾病相关因素，如高血压、高血脂、高血糖等。及时请心内科医师会诊制订治疗方案。

（6）全身反应。主要表现为一系列的功能紊乱与失调，如精神不振、食欲下降、身体虚弱、疲乏、恶心、呕吐、食后胀满等。

处理方法：轻者不做处理，重者则对症治疗。

118. 什么是肺癌的介入治疗？

答：介入治疗，是常用的微创治疗方法，其通过对肿瘤病灶进行灌注化疗和/或使用各种栓塞剂栓塞，促使癌组织缺血、坏死，从而达到抑癌目的。其属于局部治疗，主要包括血管介入治疗、射频/消融治疗及粒子植入治疗等。

介入治疗的优点有：伤口较小，术后第二天即可正常活动；只需局部麻醉，麻醉风险低；介入治疗药物主要集中在发病部位的血管，这较大程度上减小了药物的毒副作用。

119. 肺癌的介入治疗有哪些方法?

答：肺癌的介入治疗主要分为血管介入和非血管介入。

（1）血管介入。血管介入包括经导管动静脉栓塞术、经导管动静脉灌注术，都是在影像学引导下，对供应肿瘤的血管进行栓塞，或者向肿瘤供血动脉注入化学药物，以达到化学杀伤作用，让肿瘤因缺血缺氧而坏死。

（2）非血管介入。非血管介入包括射频消融术、冷冻消融术、放射性粒子植入术。

①射频消融术（RFA）。RFA 是电极针提供交替电流，产生高频电磁场，肿瘤组织内的分子试图追随交替电流的轨迹而相互撞击摩擦产热，肿瘤组织及其周围局部温度可达60℃~120℃，从而使肿瘤细胞发生凝固性坏死。

②冷冻消融术。冷冻消融术，是指通过 Joule - Thomson 效应，以高压氩气使探针尖端的靶组织冷却至 -140℃，导致靶细胞结冰、细胞膜破裂及细胞内容物释放引起微血管闭塞、组织缺血坏死等反应；而氦气可使靶组织温度从 -140℃上升至20℃~40℃，通过这种温度梯度的变化及多次冻融循环，杀灭肿瘤细胞，达到治疗肿瘤的目的。

③放射性粒子植入术。放射性粒子是将放射性同位素 I^{125} 吸附在银棒上，外裹钛金属壳，制成直径为 0.8 mm、长度为 4.5 mm 的钛金属微粒（常称为"粒子"），在 CT 引导

下，通过植入针将粒子永久性植入肺部肿瘤内，粒子持续释放低能量 γ 射线，可持续有效地杀灭癌细胞。

120. 肺癌患者都适合介入治疗吗?

答：并非所有肺癌患者都适合介入治疗。

（1）适应证。

①已经失去外科手术治疗的中晚期肺癌。

②无法耐受外科手术的肺癌。

③外科手术有难度的肺癌，术前进行介入治疗以缩小肿瘤。

④肺癌合并咯血，可行灌注＋栓塞术，达到抗肿瘤和止血的双重疗效。

⑤不能耐受全身静脉化疗的患者，特别是老年肺癌患者。

⑥对于可耐受全身静脉化疗剂量的患者，可行血管内介入化疗＋补充剂量静脉化疗，以增加局部疗效并保证全身剂量。

⑦中央型肺癌、动脉血供丰富和巨大的周围型肺癌。

（2）禁忌证。

①体质极度虚弱，或恶病质。

②高热、严重感染或白细胞计数明显低下。

③严重出血倾向，凝血功能障碍。

④存在碘过敏等血管造影禁忌证。

⑤合并心、肺、肝、肾功能衰竭。

121. 肺癌介入治疗有何不良反应?

答：肺癌介入治疗后存在不良反应。

（1）发热：术后 1 ~ 2 日出现，一般在 38.5℃ 左右，不超过 2 周。与介入手术后造影剂反应、化疗栓塞治疗后肿瘤组织坏死、吸收有关。可用非甾体解热镇痛药对症处理。

（2）胸痛：胸部胀痛、刺痛。与化疗栓塞治疗后组织缺血、水肿、坏死和晚期肿瘤等因素有关。可短期内给予镇痛药物。

（3）胃肠道反应：恶心、呕吐、腹胀、呃逆、食欲不振等，一般与化疗药物有关。给予对症处理：恶心、呕吐给予护胃及止呕药，如奥美拉唑、昂丹司琼、帕洛诺司琼等；轻度呃逆给予清淡易消化食物，少食多餐，呃逆明显者可能与膈肌侵犯相关，可予解痉止呃药。

（4）出血：发生概率较小，通常为穿刺点的渗血或血肿，偶有咯血。与术中组织损伤、手术应激反应、抗凝剂及凝血功能异常有关。穿刺点局部出血应注重包扎，如有咯血则给予静脉使用止血药。

122. 什么是肺癌的靶向治疗？

答：靶向治疗，又称为分子靶向治疗，是指在肺癌细胞分子生物学的基础上，利用肺癌细胞和正常细胞在分子生物学上的差异，采用封闭受体、抑制血管生成、阻断信号传导通路等方法作用于肺癌细胞的特定靶点，特异性地抑制肺癌细胞的生长，促使肺癌细胞凋亡。

癌变主要由基因突变诱发，使正常细胞逃脱正常生命周期而无限地分裂增长。靶向治疗就是采用特定的药物，针对已经明确的特定的致癌位点，进行特异性地抑制，促使癌细胞正常死亡。如表皮细胞生长因子受体的基因突变导致肺癌，治疗时可针对这一基因靶点采用相应靶向药物进行治疗，能针对性地杀死癌细胞，还能减少对正常组织的损伤。

123. 肺癌的靶向治疗基因突变位点有哪些？

答：肺癌的靶向治疗方案以基因检测的异常突变为依据，大致可分为点突变、重排、融合和扩增等几类。目前，可采用药物治疗的靶点有：EGFR 突变、KRAS G12C 突变、ALK、ROS1 融合、BRAF V600E 突变、NTRK 融合、MET 14 外显子跳跃突变/扩增、RET 融合、HER－2 突变等。

124. 常见的靶向治疗药物有哪些？

答：靶向治疗药物的使用需以基因检测结果为依据。

（1）EGFR 突变：常见于女性、非吸烟、腺癌人群。最常见的突变是 19 缺失、21 外显子点突变。靶向药物包括：一代吉非替尼、埃克替尼、厄洛替尼；二代阿法替尼、达可替尼；三代奥希替尼、阿美替尼、伏美替尼等。

（2）ALK 融合突变：常见于年轻肺癌患者。靶向药物包括：一代克唑替尼；二代阿来替尼、恩沙替尼、赛瑞替尼；三代劳拉替尼、布格替尼、洛拉替尼。

（3）ROS1 突变：可选择克唑替尼、洛拉替尼、恩曲替尼等。

（4）RET 重排：可选择普拉替尼、塞尔帕替尼、卡博替尼等。

（5）MET 扩增及 MET14 外显子跳跃突变：可选择克唑替尼、卡马替尼、特泊替尼、赛沃替尼等。

（6）BRAF V600E 突变：可选择达拉非尼＋曲美替尼、

达拉非尼、维莫非尼等。

（7）KRAS G12C 突变：可选择索托拉西布、阿达格拉西布等。

（8）NTRK1/2/3 突变：可选择恩曲替尼等。

125. 肺癌患者都适合靶向治疗吗？

答：并非所有肺癌患者都适合靶向治疗。

（1）适应证。靶向药物的适用人群一般为出现了驱动基因突变的非小细胞肺癌患者。即需要满足两个条件：肺癌患者的病理分型明确（常见于腺癌）；经过基因检测明确有阳性基因突变。

（2）禁忌证。包括基因检测后无基因突变；耐药；出现大咯血、重度肝肾功能不全、Ⅳ度骨髓抑制等并发症。

126. 靶向药物治疗有何不良反应？

答：靶向药物治疗存在不良反应。

（1）皮肤反应

①轻度皮疹（丘疹样皮损或红斑，通常出现于头面部），避免强光照射，保持皮肤清洁卫生。避免搔抓皮肤，皮肤干燥或瘙痒严重者可涂抹润肤霜、甘油洗剂或维生素E软膏，注意皮肤保湿。

②中度皮疹（丘疹样病损伴红斑，通常出现在头面部和上躯干部），在轻度皮疹防治的基础上，再予以地塞米松乳膏涂抹患处。

③重度皮疹（全身广泛严重的水疱或丘疹样皮损），应及时去医院诊治。

（2）腹泻。注意饮食卫生，避免摄入刺激性食物。如果腹泻每日少于 3 次，口服蒙脱石散（思密达）止泻；如果腹泻每日次数超过 3 次，口服盐酸洛哌丁胺（易蒙停）止泻。如果腹泻情况严重，应及时去医院诊治。

（3）口腔溃疡。密切观察口腔黏膜情况，饭后用生理盐水漱口。如果发生口腔溃疡，以云南白药外敷创面，一般 2 ~ 3 天。

（4）肝肾功能损伤。部分患者出现转氨酶、胆红素、肌酐、尿素氮等指标异常，应进行保肝、护肾治疗。

（5）骨髓抑制。骨髓抑制表现为白细胞、血小板下降，贫血，可使用升白细胞、血小板药物，改善贫血药物。

127. 什么是生物免疫治疗？

答：生物免疫治疗是通过激发和利用机体的免疫反应来对抗、抑制和杀伤肿瘤细胞，也就是利用各种具有生物学活性的物质，调节和改善人体的免疫功能，抑制杀伤肿瘤细胞。如细胞毒性 T 淋巴细胞相关蛋白 4（CTLA - 4）抑制剂，可以通过多种机制下调 T 细胞反应，引起免疫抑制。其还具有靶向 CTLA - 4 的能力，可以通过消除调节性 T 细胞的免疫抑制活性，放大受体 T 细胞的活性来达到抑制肿瘤的目的。程序性细胞死亡受体 1（PD - 1）及其配体（PD - L1）抑制剂，可引起肿瘤免疫逃逸，降低免疫反应，从而达到治疗肿瘤的目的。

生物免疫治疗可用于早期肺癌的新辅助治疗，以及肺癌的术后辅助治疗，特别是晚期和局部晚期的肺癌，可以在放化疗的基础上加免疫治疗，不可手术的晚期肺癌可应用一线免疫治疗。

（1）特异性主动免疫治疗。利用肿瘤组织、肿瘤疫苗或肿瘤的独特型抗体，以诱发患者自身对肿瘤的特异性免疫应答。

（2）非特异性免疫治疗（BRM 治疗）。免疫兴奋剂、免疫增强剂和免疫调节剂，统称为 BRM。采用 BRM 控制肿瘤生长甚至消退。

（3）被动免疫治疗。

①特异性被动免疫：用含去封闭因子的、治愈或缓解期癌症患者的同种异体血清或异种抗血清来治疗肿瘤。

②非特异性被动免疫：用正常的同种异体血清提供补体，提高补体依赖细胞毒作用及巨噬细胞活化因子来治疗肿瘤。

（4）过继免疫治疗。

①特异性过继免疫：输入同种异体的致敏淋巴细胞或其产物，激活 T 细胞与巨噬细胞，通过产生细胞因子来介导免疫与炎性应答来治疗肿瘤。

②非特异性过继免疫：输入正常人的淋巴细胞、单核细胞、骨髓细胞等来治疗肿瘤。

（5）粒细胞集落刺激因子（G－CSF）。G－CSF 是一种具有谱系特异性的细胞因子，可以刺激中性粒细胞及其前体的生长与分化，能对抗化疗药物的骨髓抑制毒性。

（6）基因治疗。分为基因转移治疗和基因修饰治疗，基因转移治疗包括基因替代治疗和基因增量治疗。

128. 肺癌的生物免疫治疗有哪些方法？

答：肺癌患者可以采用生物免疫治疗，常与化疗联合。常见免疫治疗方案如下。

（1）纳武利尤单抗单药；

（2）帕博利珠单抗单药；

（3）阿替利珠单抗单药；

（4）替雷利珠单抗单药；

（5）信迪利单抗单药；

（6）帕博利珠单抗+化疗（非鳞癌）：帕博利珠单抗+卡铂+培美曲塞；

（7）帕博利珠单抗+化疗（鳞癌）：帕博利珠单抗+卡铂+紫杉醇/白蛋白紫杉醇；

（8）卡瑞利珠单抗+化疗（非鳞癌）：卡瑞利珠单抗+卡铂+培美曲塞；

（9）卡瑞利珠单抗+化疗（鳞癌）：卡瑞利珠单抗+卡铂+紫杉醇；

（10）信迪利单抗+化疗（非鳞癌）：信迪利单抗+卡铂+培美曲塞；

（11）信迪利单抗+化疗（鳞癌）：信迪利单抗+顺铂/卡铂+吉西他滨。

（12）伊匹木单抗+纳武利尤单抗（双免治疗）。

129. 肺癌患者都适合生物免疫治疗吗？

答：并非所有肺癌患者都适合生物免疫治疗。

免疫治疗方案需要根据生物标志物来制定。其中 PD-L1 阳性高表达、微卫星高不稳定性（MSI-H）或错配修复缺陷（dMMR）的患者使用免疫治疗可能获益更高。免疫治疗前可以做免疫检查点抑制剂标志物的检测，如 PD-1 或者 PD-L1。如果 PD-1 或者 PD-L1 的表达≥50%，一线可以单独使用免疫检查点抑制剂，如帕博利珠单抗或者尼妥珠单抗。如果 PD-1 或者 PD-L1 的表达<50%，

可以在免疫检查点抑制剂治疗的基础上联合化疗，治疗晚期肺癌。小细胞肺癌也可以使用免疫检查点抑制剂进行治疗。

130. 生物免疫治疗有何不良反应?

答：生物免疫治疗存在以下不良反应：

（1）免疫性心肌炎。发生率不高，但可导致难治性心源性休克、心律失常和慢性心率衰竭。

（2）免疫性肺炎。经抗 PD – 1、PD – L1 治疗后，肺癌患者肺炎的发生率比其他类型肿瘤高，主要表现为咳嗽、呼吸急促和低氧血症等。

（3）免疫性肝炎。主要是无症状的谷丙转氨酶和谷草转氨酶升高，合并或不合并胆红素升高。

（4）免疫治疗相关垂体炎。最常见的症状是头痛、疲劳、乏力及视力改变，更常见于男性和老年患者。

处理方法：对于轻度不良反应患者，给予对症支持治疗；对于中度不良反应患者，给予皮质类固醇治疗；对于重度不良反应患者，需要使用类固醇激素治疗，必要时停止免疫治疗。

131. 肺癌患者可以采用中医药治疗吗?

答：肺癌患者可以采用中医药治疗。

（1）手术前采用中医药治疗，能改善患者的脏腑功能，增强体质，有助于顺利完成手术。

（2）手术后患者体质虚弱，或有并发症，此时采用中医药治疗，能提高免疫功能，促进术后恢复。

（3）放化疗过程中会产生各种毒副作用，配合中药治疗，能改善放化疗对机体的损害，缓解不良反应。

（4）中晚期患者症状多且严重复杂，体质虚弱，配合中药，不仅能改善症状、增强体质，还能稳定或缩小瘤体。

（5）对于基础疾病多、年龄大、体质弱、病情复杂、无法手术治疗的患者，中医药治疗是最佳的选择。

总之，肺癌患者全程配合中医药治疗，不仅能改善症状、降低毒副作用，而且能缩小瘤体，还能提高生活质量，延长生存期。

132. 肺癌的中医治疗原则是什么？

答：肺癌是一种虚实夹杂的疾病，治疗上主张"扶正"与"祛邪"相结合的治疗原则。早期患者以祛邪为主，辅以扶正；中期患者扶正与祛邪并用；晚期患者以扶正为主，辅以祛邪。

（1）扶助正气。扶正，即扶助正气，可以采用养阴润肺、益气养血、滋阴生津、温阳补肾、益阴滋肾、健脾益胃、补肾填精等治法强盛正气。

（2）祛除邪气。肺癌发病最初，正气尚存，痰、湿、火、热、毒、瘀等病理因素积聚于体内，导致邪气亢盛。此时应采用宣降肺气、清肺散热、理肺化燥、止咳化痰、清热泻火、清热解毒、祛湿除痰、清热豁痰、活血祛瘀、软坚散结、以毒攻毒等治法祛除体内亢盛的邪气。

（3）扶正祛邪。肺癌的发生发展复杂多变，不是某一方面的虚或某一方面的实所决定的，往往有虚有实，虚实夹杂。因此治疗不可单一的祛邪治标、扶正治本，应虚实并治，标本兼治，扶正祛邪同用，方可达到抑癌消瘤的目的。

（4）调整阴阳。肺癌患者体质不同，其阴阳的亏损亦不同。应根据阴阳的盛衰进行治疗。对于阴阳偏盛者，应损其有余，即泻阳盛、阴盛；对于阴阳偏虚者，当补其不足，即补阴、补阳、阴阳双补。临床上往往阴阳虚实夹杂，治疗需明辨。

（5）三因制宜。肺癌患者的治疗还应重视"三因"，即因时制宜（根据季节、月令、昼夜治疗）；因地制宜（根据地理区域治疗）；因人制宜（根据年龄、性别、体质治疗）。

（6）治未病。治未病，包括未病先防、既病防变。"未病先防"，即增强人体正气、防止病邪侵害；"既病防变"，即及时治疗、防止传变。对于肺癌癌前病变，比如肺炎、肺结核等，应采取相应的治疗措施进行未病先防。对于已经确诊为肺癌的患者，要采用有效方法防止癌细胞扩散、转移、复发。

（7）辨证论治与随症论治。肺癌患者的正气与邪气会发生变化，各个证型之间亦相互转变，临床中应根据具体病情变化辨证施治、随症论治。

133. 抗肺癌的清热解毒类中药有哪些？

答：抗肺癌的清热解毒类中药有穿心莲、金银花、仙鹤草、鱼腥草、生地黄、蛇莓、冬凌草、石上柏、白茅根、天花粉、黄芩等。

（1）穿心莲

[性味归经] 苦，寒。归肺、胃、心、大肠、膀胱经。

[功效] 清热解毒，燥湿，凉血消肿。

[主治] 肺癌属于血热毒盛，湿热内积者。

［药理作用］穿心莲可以诱导癌细胞凋亡、抑制癌细胞的迁移和侵袭。

（2）金银花

［性味归经］甘，寒。归肺、心、胃经。

［功效］清热解毒，疏风散热，散结消痈，凉血止痢。

［主治］肺癌属于热毒炽盛者。

［药理作用］金银花可引起人体鳞状癌细胞凋亡。

（3）仙鹤草

［性味归经］苦、涩，平。归心、肝经。

［功效］收敛止血，补虚。

［主治］肺癌属热毒壅滞或出血明显者。

［药理作用］仙鹤草可通过调控细胞分裂周期、抑制DNA 复制、诱导细胞凋亡、调节机体自身免疫、抗氧化与清除自由基等起到抗癌作用。

（4）鱼腥草

［性味归经］辛，微寒。归肺经。

［功效］清热解毒，消痈排脓，利尿通淋。

［主治］肺癌属热毒内盛，痰热壅阻者。

［药理作用］鱼腥草具有抑制细胞增殖及诱导细胞凋亡的作用。

（5）生地黄

［性味归经］甘、苦，寒。归心、肝、肾经。

［功效］清热凉血，养阴生津。

［主治］肺癌属血热内盛，阴液亏损（阴虚内热）者。

［药理作用］生地黄能够抑制肿瘤细胞的增殖，并促进其凋亡，且抑制肿瘤的浸润、转移。

（6）蛇莓

［性味归经］甘、苦，寒。有小毒。归肺、肝、大肠经。

［功效］清热解毒，凉血消肿，化痰止咳。

［主治］肺癌属血热毒盛者。

［药理作用］蛇莓具有抑制癌细胞、抗细胞变异的作用。

（7）冬凌草

［性味归经］苦、甘，微寒。归肺、胃、肝经。

［功效］清热解毒，活血消肿，止血。

［主治］肺癌属热毒壅结，瘀血内阻者。本品清肺润燥、益胃生津，还可用于防治肿瘤放疗后阴虚燥热、津液亏虚者。

［药理作用］冬凌草具有抑制癌细胞的作用。

（8）石上柏

［性味归经］甘，凉。归肺、大肠经。

［功效］清热解毒，祛风除湿，活血消肿，止血。

［主治］肺癌属热毒壅结，瘀血内阻者。

［药理作用］石上柏能抑制某些癌细胞的生长。

（9）白茅根

［性味归经］甘，寒。归肺、胃、膀胱经。

［功效］清肺生津，凉血止血，清热利尿。

［主治］肺癌属热毒壅结，血热妄行者。

［药理作用］白茅根有免疫调节、抗肿瘤作用。

（10）天花粉

［性味归经］甘、微苦，微寒。归肺、胃经。

［功效］清热泻火，生津止渴，排脓消肿。

［主治］肺癌属内热烦渴，疮疡肿毒者。

［药理作用］天花粉对实体瘤细胞具有直接杀伤作用。

（11）黄芩

［性味归经］苦，寒。归肺、胆、脾、胃、大肠、小肠经。

［功效］清热燥湿，泻火解毒，止血。

［主治］肺癌属邪热内盛，湿热蕴结者。

［药理作用］黄芩能抑制肿瘤细胞生长、促进肿瘤细胞凋亡及抑制肿瘤细胞转移。

134. 抗肺癌的化痰散结类中药有哪些？

答：抗肺癌的化痰散结类中药有川贝母、半夏、天南星、猫爪草、葶苈子、山海螺、瓜蒌、诃子、桔梗、紫菀、杏仁等。

（1）川贝母

［性味归经］甘、苦，微寒。归肺、心经。

［功效］清热化痰，润肺止咳，散结消肿。

［主治］肺癌属于热毒壅盛，痰气互结者。

［药理作用］川贝母具有较好的抗炎、平喘、镇咳、祛痰作用。

（2）半夏

［性味归经］辛，温。有毒。归脾、胃、肺经。

［功效］燥湿化痰，降逆止呕，消痞散结。

［主治］肺癌属于痰湿内阻者。

［药理作用］半夏具有抑制癌细胞生长、镇咳、祛痰、解痉的作用。

（3）天南星

［性味归经］辛、苦，温。有毒。归肺、肝、脾经。

［功效］燥湿化痰，祛风散结。

［主治］肺癌属于痰湿壅阻，瘀血内结者。

［药理作用］天南星具有抑制癌细胞生长、镇静、镇痛、镇咳、祛痰、解痉的作用。

（4）猫爪草

［性味归经］甘、辛，温。归肝、肺经。

［功效］解毒散结，止咳祛痰。

［主治］肺癌属于痰浊壅结者。

［药理作用］猫爪草具有抑制癌细胞生长、止咳平喘的作用。

（5）葶苈子

［性味归经］苦、辛，大寒。归肺、膀胱经。

［功效］泻肺平喘，利水消肿。

［主治］肺癌属于痰水壅盛，肺气壅实者。

［药理作用］葶苈子具有抑制癌细胞生长、止咳平喘的作用。

（6）山海螺

［性味归经］甘、辛，平。归脾、肺经。

［功效］益气养阴，解毒消肿，排脓通乳。

［主治］肺癌属于痰凝积滞，热毒壅盛者。

［药理作用］山海螺具有抗肿瘤、镇静、镇痛、抗炎的作用。

（7）瓜蒌

［性味归经］甘、微苦，寒。归肺、胃、大肠经。

［功效］清热涤痰，宽胸散结，润燥滑肠。

［主治］肺癌属于痰热互结者。

［药理作用］瓜蒌具有抑制癌细胞生长、祛痰止咳、抗菌的作用。

（8）诃子

［性味归经］苦、酸、涩，平。归肺、大肠经。

［功效］敛肺止咳，利咽开音。

［主治］肺癌属于肺气不敛者。

［药理作用］诃子具有抑制癌细胞生长、抗氧化、镇痛、抗炎的作用。

（9）桔梗

［性味归经］苦、辛，平。归肺经。

［功效］宣肺，祛痰，利咽，排脓。

［主治］肺癌属于肺郁痰凝，咳嗽不利者。

［药理作用］桔梗通过改善氧化应激、调节免疫、减少炎症反应、抗细胞凋亡等发挥抑癌作用。还有祛痰镇咳、抗炎镇痛的作用。

（10）紫菀

［性味归经］苦、辛、甘，微温。归肺经。

［功效］润肺化痰止咳。

［主治］肺癌属于痰湿阻滞者。

［药理作用］紫菀具有抑制癌细胞生长、镇咳祛痰、平喘、抗氧化的作用。

（11）杏仁

［性味归经］苦，微温。有小毒。归肺、大肠经。

［功效］止咳平喘，润肠通便。

［主治］肺癌属于肺气郁闭，气机不通者。

［药理作用］杏仁对多种肿瘤具有抑制作用，还具有镇

咳、平喘、抗炎、镇痛的作用。

135. 抗肺癌的扶正补虚类中药有哪些?

答:抗肺癌的扶正补虚类中药有人参、党参、西洋参、黄芪、灵芝、茯苓、薏苡仁、冬虫夏草、阿胶、麦冬、白术、山药、百合、沙参、玉竹、白果、五味子等。

(1) 人参

[性味归经] 甘,微苦。归脾、肺、心、肾经。

[功效] 大补元气,补脾益肺,生津止渴,安神益智,复脉固脱。

[主治] 肺癌及手术后、放化疗后属于气血亏虚,气阴两伤,久病正虚,邪实气虚者。

[药理作用] 人参可诱导肿瘤细胞周期阻滞、凋亡及分化,增强机体对肿瘤细胞免疫,抑制肿瘤细胞增殖、侵袭与转移。

(2) 党参

[性味归经] 甘,平。归脾、肺经。

[功效] 补中益气,补气生津,益气生血。

[主治] 肺癌属于脾胃虚弱,气血(津)亏虚者。

[药理作用] 党参具有促进细胞因子的生成、增强免疫细胞生长、抗肿瘤血管生成、调节造血功能的作用。

(3) 西洋参

[性味归经] 甘、微苦,寒。归心、肺、肾经。

[功效] 补气养阴,清火生津。

[主治] 肺癌属于气阴两虚者。

[药理作用] 西洋参具有抑制肿瘤细胞生长、诱导肿瘤细胞凋亡、增强免疫力的作用。还具有镇静、镇痛、解痉

的作用。

（4）黄芪

[性味归经] 甘，温。归肺、脾经。

[功效] 补中益气，升阳举陷，益气固表，利尿。

[主治] 肺癌属于肺脾气虚或气血亏虚，以及化疗所致的白细胞减少者。

[药理作用] 黄芪具有增强免疫功能、调控肿瘤微环境细胞、诱导细胞凋亡、抗肿瘤血管生成、抑制肿瘤细胞侵袭与转移的作用。

（5）灵芝

[性味归经] 甘，平。归心、肺、肝、肾经。

[功效] 补气安神，止咳平喘。

[主治] 肺癌属于正气亏虚，气血不足者，也常用于手术后的康复及减轻放化疗毒副作用。

[药理作用] 灵芝具有抑制癌细胞增殖、侵袭的作用。还有镇静、镇痛、止咳、祛痰、平喘的作用。

（6）茯苓

[性味归经] 甘，淡平。归心、肺、脾、肾经。

[功效] 利水渗湿，健脾宁心。

[主治] 肺癌属于脾虚湿盛，痰饮内停，湿热壅结者。

[药理作用] 茯苓具有增强机体的细胞免疫和体液免疫的作用。

（7）薏苡仁

[性味归经] 甘、淡，凉。归脾、肺、胃经。

[功效] 利水渗湿，健脾止泻，清热排脓。

[主治] 肺癌属于脾虚湿盛，湿热内蕴或热毒内结者。

[药理作用] 薏苡仁具有诱导癌细胞凋亡、调节细胞因

子、提高免疫功能作用。此外还能镇静镇痛、降温解热。

（8）冬虫夏草

［性味归经］甘，平。归肺、肾经。

［功效］益肾补肺，止血化痰。

［主治］肺癌属于肺气不足，肺肾两虚，正气虚弱者。

［药理作用］冬虫夏草具有诱导肿瘤细胞凋亡、止咳、平喘、祛痰的作用。

（9）阿胶

［性味归经］甘，平。归肺、肾、肝经。

［功效］补血止血，滋阴润肺。

［主治］肺癌属于肝血不足，阴虚肺燥者。

［药理作用］阿胶具有抑制肿瘤细胞生长、提高免疫功能的作用。

（10）麦冬

［性味归经］甘、微苦，微寒。归心、肺、胃经。

［功效］养阴润肺，益胃生津，清心除烦。

［主治］肺癌属于肺胃阴虚者。

［药理作用］麦冬可以促进细胞凋亡与提高免疫功能。

（11）白术

［性味归经］苦、甘，温。归脾、胃经。

［功效］补气健脾，燥湿利水，止汗。

［主治］肺癌属于脾胃亏虚者。

［药理作用］白术可通过促进肿瘤细胞凋亡、抑制肿瘤细胞增殖、提高机体抗肿瘤能力、降低肿瘤细胞的侵袭转移能力等多种途径产生抗肿瘤作用。

（12）山药

［性味归经］甘，平。归肺、脾、肾经。

［功效］健脾补肺，益肾固精。

［主治］肺癌属于脾胃虚弱，气阴两虚者。

［药理作用］山药具有很强的免疫调节功能，能抑制癌细胞的增殖与生长。

（13）百合

［性味归经］甘、微苦，寒。归心、肺经。

［功效］养阴润肺，清心安神。

［主治］肺癌属于阴虚者，还可用于肿瘤放射性肺炎的防治。

［药理作用］百合能抑制癌细胞增殖与生长。

（14）沙参

［性味归经］甘、微苦，微寒。归肺、胃经。

［功效］养阴清热，润肺化痰，益胃生津。

［主治］肺癌属于肺胃阴虚者。

［药理作用］沙参具有抑制癌细胞生长、调节免疫力、抗肺纤维化、预防肺炎的作用。

（15）玉竹

［性味归经］甘，平。归肺、胃经。

［功效］养阴润燥，生津止渴。

［主治］肺癌属于肺脾胃亏虚者，也常用于减轻肿瘤化疗毒副作用及治疗各种恶性胸腔积液。

［药理作用］玉竹具有促进癌细胞凋亡而发挥抗肿瘤的作用。

（16）白果

［性味归经］甘、苦、涩，平。有毒。归肺、肾经。

［功效］敛肺化痰定喘。

［主治］肺癌属于肺郁痰瘀者。

［药理作用］白果能够抑制癌细胞的生长。

（17）五味子

［性味归经］酸，温。归肺、心、肾经。

［功效］收敛固涩，益气生津，宁心安神。

［主治］肺癌属于阴亏津伤者。

［药理作用］五味子对肿瘤细胞具有一定的抑制作用，与肿瘤细胞凋亡及免疫细胞活化有关。

136. 抗肺癌的理气活血类中药有哪些?

答：抗肺癌的理气活血类中药有三七、八月札、徐长卿、泽兰、虎杖等。

（1）三七

［性味归经］甘、微苦，温。归肝、胃经。

［功效］化瘀止血，活血定痛。

［主治］肺癌属于瘀血阻滞或兼出血者。

［药理作用］三七可抑制癌细胞生长、抑制肿瘤血管新生、改善骨髓抑制。

（2）八月札

［性味归经］苦，平。归肝、胃经。

［功效］活血散结，疏肝理气。

［主治］肺癌属于气滞血瘀者。

［药理作用］八月札对某些癌细胞具有抑制作用。

（3）徐长卿

［性味归经］辛，温。归肝、胃经。

［功效］祛风止痛，活血通络。

［主治］肺癌属于瘀血阻滞者。

［药理作用］徐长卿具有抑制癌细胞生长、镇静、镇痛

的作用。

（4）泽兰

［性味归经］辛、苦，微温。归肝、脾经。

［功效］活血祛瘀，消痈，利水消肿。

［主治］肺癌属于瘀血阻滞，水瘀互结者。

［药理作用］泽兰对肿瘤有抑制作用。

（5）虎杖

［性味归经］微苦，微寒。归肝、胆、肺经。

［功效］清热解毒，利湿退黄，散瘀止痛，止咳化痰。

［主治］肺癌属于湿热内阻，瘀血阻滞者。

［药理作用］虎杖对人体肺癌细胞株有抑制增殖和诱导凋亡的作用。

137. 抗肺癌的温阳消积类中药有哪些？

答：抗肺癌的温阳消积类中药有桂枝、附子、补骨脂、干姜等。

（1）桂枝

［性味归经］辛、甘，温。归心、肺、膀胱经。

［功效］发汗解肌，温通经脉，温阳化饮。

［主治］肺癌属于寒凝血瘀或阳虚者。

［药理作用］桂枝对某些癌细胞具有诱导凋亡、抑制增殖的作用。

（2）附子

［性味归经］辛、甘，大热。有毒。归心、肾、脾经。

［功效］回阳救逆，补火助阳，散寒止痛。

［主治］肺癌属于脾肾阳虚，寒湿内阻者。

［药理作用］附子具有抑瘤、增强免疫功能的作用。

（3）补骨脂

[性味归经] 苦、辛，温。归肾、脾经。

[功效] 补肾壮阳，温脾止泻，纳气平喘。

[主治] 肺癌属于阳虚者。

[药理作用] 补骨脂具有抗肿瘤、提高免疫力、扩张气管的作用。

（4）干姜

[性味归经] 辛，热。归脾、胃、肾、心、肺经。

[功效] 温中散寒，回阳通脉，温肺化饮。

[主治] 肺癌属于寒凝饮停或阳虚者。

[药理作用] 干姜具有抗肿瘤、镇痛消炎的作用。

138. 抗肺癌的以毒攻毒类中药有哪些?

答：抗肺癌的以毒攻毒类中药有蟾蜍、山豆根、牵牛子等。

（1）蟾蜍

[性味归经] 辛，温。有毒。归心经。

[功效] 解毒消肿，开窍醒神，止痛。

[主治] 肺癌属于瘀毒内阻者。

[药理作用] 蟾蜍具有抑制肿瘤细胞增殖、促进肿瘤细胞分化、诱导细胞凋亡、抑制肿瘤血管形成、抑制肿瘤细胞侵袭转移及增强免疫力的作用。

（2）山豆根

[性味归经] 苦，寒。有毒。归肺、胃经。

[功效] 清热解毒，利咽消肿。

[主治] 肺癌属于热毒壅聚者。

[药理作用] 山豆根具有抑制人体非小细胞肺癌细胞增

殖并促进其凋亡的作用，还具有镇咳平喘的作用。

（3）牵牛子

[性味归经] 苦，寒。有毒。归肺、肾、大肠经。

[功效] 泻下逐水。

[主治] 肺癌属于水湿内停者（肺癌胸腔积液）。

[药理作用] 牵牛子能抑制肿瘤转移。

139. 抗肺癌方剂有哪些?

答：中医抗肺癌根据证型进行遣方用药。

（1）肺郁痰瘀型

[治法] 清肺除痰，化痰散结。

[主方] 苇茎汤合桃红四物汤加减。

[药物组成] 苇茎、桃仁、薏苡仁、冬瓜仁、红花、赤芍、川芎、生地黄、当归、甘草。

[临床加减] 痰郁化热者，加金银花、连翘、黄芩；胸胁胀痛者，加全瓜蒌、制乳香、制没药、延胡索。

[用法] 水煎，每日1剂，分2次温服。

（2）气滞血瘀型

[治法] 理气行滞，活血化瘀。

[主方] 桃红四物汤加减。

[药物组成] 桃仁、红花、当归、赤芍、生地黄、郁金、丹参、三棱、莪术、枳实、露蜂房、瓜蒌、八月札、白花蛇舌草、石见穿、甘草。

[临床加减] 痰血多者，加三七粉、蒲黄炭、茜草根、仙鹤草；瘰疬难消者，加黄药子、山慈菇、生牡蛎、夏枯草、猫爪草；低热者，加银柴胡、青蒿、地骨皮。

[用法] 水煎，每日1剂，分2次温服。

（3）脾虚痰湿型

［治法］健脾祛湿，化痰散结。

［主方］六君子汤加减。

［药物组成］党参、白术、茯苓、陈皮、法半夏、黄芪、山药、薏苡仁、扁豆、神曲、补骨脂、淫羊藿、臭牡丹、白花蛇舌草、甘草。

［临床加减］痰多难咳者，加海浮石、瓜蒌；多汗气短者，加白参、麦冬、五味子、冬虫夏草；胸腔积液难消，浮肿者，加葶苈子、龙葵、大枣、车前子；咳痰黄稠，苔黄腻，脉滑数者，加川贝母、桑白皮、瓜壳、黄芩；高热者，加生石膏、知母、水牛角；胸闷喘咳者，加枳壳、款冬花；肿块明显者，加猫爪草、海蛤壳、炮山甲。

［用法］水煎，每日1剂，分2次温服。

（4）阴虚痰热型

［治法］滋肾清肺，化痰散结。

［主方］沙参麦冬汤加减。

［药物组成］沙参、麦冬、守宫、猫爪草、生薏苡仁、玉竹、天花粉、生扁豆、桑叶、甘草。

［临床加减］咯血不止者，加白茅根、白及、田七粉；自汗气短者，加人参、黄芪、五味子；便秘者，加柏子仁、火麻仁、玄参。

［用法］水煎，每日1剂，分2次温服。

（5）气阴两虚型

［治法］益气养阴，清热解毒。

［主方］生脉散合沙参麦冬汤加减。

［药物组成］黄芪、人参、麦冬、五味子、北沙参、天冬、杏仁、百部、瓜蒌、桑白皮、重楼、白花蛇舌草、半

枝莲、甘草。

[临床加减] 咳嗽痰黏者，加紫菀、款冬花、枇杷叶、淡竹叶；痰中带血者，加仙鹤草、白茅根、蒲黄炭；胸胁疼痛者，加红花、桃仁、郁金；纳少者，加砂仁、炒麦芽、鸡内金；盗汗者，加煅牡蛎、浮小麦、麻黄根。

[用法] 水煎，每日1剂，分2次温服。

（6）阴虚内热型

[治法] 滋阴生津，润肺化痰。

[主方] 百合固金汤加减。

[药物组成] 百合、生地黄、熟地黄、玄参、麦冬、当归、白芍、沙参、杏仁、桑白皮、瓜壳、黄芩、川贝母、臭牡丹、白花蛇舌草、甘草。

[临床加减] 气短乏力者，加黄芪、党参；胸痛者，加红花、桃仁、蜈蚣；痰中带血者，加蒲黄炭、藕节炭、仙鹤草、白及；低热者，加银柴胡、地骨皮、青蒿。

[用法] 水煎，每日1剂，分2次温服。

（7）肾阳亏虚型

[治法] 补肾纳气，佐以解毒。

[主方] 金匮肾气丸加减。

[药物组成] 熟地黄、山茱萸、肉桂、山药、北沙参、胡桃肉、五味子、牛膝、肉苁蓉、补骨脂、陈皮、重楼、白花蛇舌草、甘草。

[临床加减] 咯血不止者，加仙鹤草、藕节、蒲黄炭；喘息不宁者，加葶苈子、苏子；胸痛不减者，加香附、郁金；阵发虚脱者，加黄芪、红参或西洋参；纳差乏力者，加砂仁、炒麦芽、鸡内金；癌性胸腔积液者，加龙葵、葶苈子、大枣。

［用法］水煎，每日1剂，分2次温服。

上述方剂需在医师指导下使用。

140. 肺癌患者如何中医对症论治？

答：肺癌急症主要包括咳嗽、咯血、恶性积液、呼吸困难等。

（1）咳嗽

①外邪袭表，肺失宣降：治以疏风清热、宣肺止咳、化痰平喘，予以止嗽散加减、三拗汤加减或桑菊饮加减。

②燥痰（痰结难咳）：治以清肺化痰，予以贝母瓜蒌散加减。

③痰浊凝结，肝胆火旺：治以滋阴降火、化痰软坚，予以消瘰丸加减。

④肺胃阴虚：治以滋养肺胃、生津润燥，予以沙参麦冬汤加减、麦门冬汤加减。

（2）咯血

①燥热伤肺：治以清热润肺、宁络止血，予以桑杏汤加减。

②肝火犯肺：治以清肝泻肺、凉血止血，予以黛蛤散合泻白散加减。

③阴虚肺热：治以滋阴润肺、降火止血，予以百合固金汤加减、四生丸加减。

④放疗后咯血一般属气阴两虚，治以养阴润肺、益气摄血，方选沙参麦冬汤合当归补血汤加减。咯血多者，治宜收涩凉血止血，予以十灰散加减。另可配云南白药口服。

（3）喘证（呼吸困难）

①邪热壅肺：治以辛凉宣肺、清肺平喘，予以麻杏石

甘汤加减。

②寒饮停肺：治以解表散寒、温肺化饮，予以小青龙汤加减。

③痰热蕴肺：治以宣肺平喘、清热化痰，予以定喘汤加减。

④痰壅气逆：治以温肺降气化痰，予以三子养亲汤加减。

⑤水凌心肺：治以温阳利水、泻壅平喘，予以真武汤合葶苈大枣泻肺汤加减。

⑥肺气亏虚：治以补益肺气、降气化痰，予以补肺汤加减。

⑦虚喘（肺气虚）：治以补肺益气，予以补肺汤合玉屏风散加减。

⑧肾气虚：治以补肾纳气，予以金匮肾气丸合参蛤散加减。

⑨喘脱（气脱）：治以扶阳固脱、镇摄肾气，予以参附汤加减。

（4）胸痹（胸闷胸痛）

①气血瘀滞：治以活血祛瘀、行气止痛，予以血府逐瘀汤加减。

②痰壅瘀阻：治以行气解郁、通阳散结、祛痰宽胸，予以瓜蒌薤白半夏汤加减。

③气阴亏虚：治以益气生津、敛阴止汗，予以生脉散加减。

④阳气脱陷：治以回阳通痹，予以参附汤加减。

（5）恶性积液（水液潴留）

①寒饮伏肺：治以宣肺化饮，予以小青龙汤加减。若

有里热，治以发汗解表、清热除烦，予以大青龙汤加减。若无表证，动则喘甚、易汗，为肺气已虚，改用苓甘五味姜辛汤加减。

②饮多寒少，胸满气逆：治以泻肺行水、下气清痰，予以葶苈大枣泻肺汤加白芥子、莱菔子等。

③邪实犯肺，饮邪壅盛：治以泻肺祛饮，予以十枣汤或泽漆汤加减。

④痰饮郁久化热伤及阴津，阴虚内热：治以滋阴清热，予以沙参麦冬汤合泻白散加减。

⑤脾肾阳虚：治以温阳化气行水、健脾利湿，予以金匮肾气丸合苓桂术甘汤加减。若心下悸，头晕目眩，可用五苓散加减。

⑥水湿内停（小便不利）：治以利水渗湿、温阳化气，予以五苓散加减。

⑦脾虚湿困：治以健脾利水，予以四君子汤合四苓散加减。气滞者，加柴胡疏肝散疏肝理气；寒湿者，加实脾饮温中行气；湿热者，加茵陈蒿汤清热利湿；血瘀者，加调营饮活血化瘀；脾肾阳虚者，加附子理中汤温补脾肾；肝肾阴虚者，加一贯煎滋养肝肾。

上述方剂需在医师指导下使用。

141. 肺癌术后及放化疗后患者如何中医对症治疗？

答：手术、介入及放化疗是肺癌的主要治疗方法，但是治疗后存在诸多不良反应。因此，此类方法的治疗过程中或治疗后辅助中医药治疗，能增强疗效，并能改善不良反应，缓解患者痛苦，改善其生活质量。

（1）手术后治疗

①正虚邪恋：以正气亏虚为主，邪气未完全祛除。治以扶正祛邪。处方：太子参、北沙参、丹参、麦冬、五味子、川贝母、薏苡仁、鱼腥草、重楼、白花蛇舌草、甘草。临床加减：气促、自汗者，加黄芪、人参（蒸兑）；低热盗汗、口干，舌红少苔，脉细者，加石斛、天花粉、制鳖甲（先煎）、地骨皮；咳嗽不爽，胸部闷痛，唇舌紫暗或舌见瘀点，脉弦者，加重丹参剂量，并加当归、赤芍、瓜壳、三七粉（冲服）；发热胸痛，咳嗽气急，痰多黄稠，心烦口干，便秘，舌红，苔薄黄，脉细滑而数者，加黄芩、玄参、桑白皮、瓜蒌、天竺黄。

②气血不足：神疲乏力，少气懒言，头晕目眩，唇甲色淡等。治以气血双补。予以八珍汤加减：人参、白术、茯苓、当归、三七、白芍、熟地黄、甘草等。

③脾胃虚弱：神疲倦怠，形体消瘦，面色萎黄，食少纳呆，大便溏泄，腹部不适等。治以补中益气，健脾益胃。予以补中益气汤加减：黄芪、白术、陈皮、升麻、柴胡、当归、生姜、大枣等。

④痰湿内阻：咳嗽，咳痰，或咳痰不爽，或胸闷等。治以宣肺化痰。予以二陈汤合止嗽散或苇茎汤加减。

⑤风痰热毒壅肺：发热恶寒，咳嗽等。治以清肺化痰。予以银翘散加减。

⑥阴虚肺热：口干，烦躁，干咳，低热等。治以理肺化痰清热。予以泻白散加减。

（2）化疗后治疗

①正虚邪恋：以正气亏虚为主，邪气未完全祛除。治以扶正祛邪。处方：党参、白术、法半夏、神曲、茯苓、

山药、扁豆、薏苡仁、陈皮、大枣、干姜、黄连、甘草。

临床加减：恶心呕吐甚者，加姜竹茹、代赭石（先煎）；气虚多汗者，加黄芪、防风；腹泻者，加神曲。

②阴虚内热：口干，烦躁，低热等。治以养阴生津。予以沙参麦冬汤加减。

③痰热内蕴：咳嗽，痰黄，发热，咽痛等。治以清肺化痰，宣肺止咳。予以黄连温胆汤合桔梗汤加减。

④气血亏虚：神疲乏力，气短头晕，食欲不振，便溏等。治以益气养血。予以八珍汤加减。

（3）消化道反应

①脾胃不和：脘腹胀痛，呕吐痞闷，不思饮食等。治以健脾和胃。予以香砂六君子汤加减：木香、砂仁、党参、白术、茯苓、法半夏、陈皮、姜竹茹、炒山楂、炒麦芽、甘草等。

②脾胃虚寒：腹胀，腹痛，呕吐纳少，神疲乏力，手足不温等。治以温中散寒，补气健脾。予以理中汤加减：人参、白术、干姜、甘草等。

③痰饮内停：呕吐清水痰涎，纳呆少食，头眩心悸等。治以温化痰涎，和胃降逆。予以小半夏汤合苓桂术甘汤加减。

④肝气犯胃：呕吐吞酸，嗳气，胸胁胀痛或满痛等。治以疏肝和胃，降逆止呕。予以四七汤加减。

（4）骨髓抑制

①脾肾亏虚，气血不足：白细胞、血小板等下降。治以健脾益肾，补气养血。予以脾肾方加减：人参、黄芪、白术、茯苓、女贞子、墨旱莲、枸杞子、菟丝子、淫羊藿、灵芝、鸡血藤、甘草等。

②心脾两虚：心悸短气，神疲乏力，头晕，食少，面色不华，寐差等。治以补益心脾，养血安神。予以归脾汤或八珍汤加减。

③肝肾阴虚：头晕耳鸣，腰膝酸软，手足心热，失眠多梦等。治以滋补肝肾。予以知柏地黄丸加减。

④脾肾阳虚：神疲乏力，面色苍白，畏寒肢冷，纳差，便溏等。治以温补脾肾，益气填精。予以右归饮加减。

（5）发热

①肝脾不和，郁热内生：发热。治以疏肝清热，健脾和营。予以丹栀逍遥散加减：牡丹皮、栀子、白芍、茯苓、当归、柴胡、黄芩、金银花、青蒿、白术、甘草等。

②湿热蕴结：发热。治以清热解毒，祛湿化浊。予以甘露消毒饮加减：滑石、黄芩、茵陈、石菖蒲、川贝母、木通、藿香、连翘、白蔻仁、薄荷、射干等。

（6）靶向药物相关性皮疹

①风热血燥：皮疹。治以清热凉血，养血润燥。予以四物消风散加减：防风、蝉蜕、苦参、黄芩、野菊花、牡丹皮、生地黄、当归等。

②湿热蕴肤：皮疹。治以清热祛湿解毒。予以草薢渗湿汤加减：草薢、薏苡仁、赤茯苓、黄柏、牡丹皮、泽泻、滑石、通草等。

（7）靶向药物相关性腹泻

①脾虚湿盛：泄泻。治以渗湿止泻，健脾益气。予以参苓白术散加减：白扁豆、白术、茯苓、甘草、桔梗、莲子、人参、砂仁、山药、薏苡仁等。

②肝郁脾虚：泄泻。治以疏肝行气，健脾止泻。予以痛泻要方加减：陈皮、白术、白芍、防风、香附、柴胡、

茯苓、甘草等。

（8）癌性疼痛

阵发性刺痛，夜间加重。治以活血化瘀，行气止痛。属气滞血瘀者，予以膈下逐瘀汤加减：五灵脂、当归、川芎、桃仁、牡丹皮、赤芍、乌药、延胡索、香附、红花、枳壳、甘草等。

（9）肝功能异常

食欲减退，厌食油腻，恶心，乏力，易倦，嗜睡等。治以健脾平肝。予以柴芍六君子汤加减：柴胡、白芍、党参、白术、茯苓、法半夏、陈皮、甘草等。

（10）放疗后治疗

正虚邪恋：以正气亏虚为主，邪气未完全祛除。治以扶正祛邪。处方：沙参、麦冬、鱼腥草、蒲公英、红花、牡丹皮、枇杷叶、贝母、桑白皮、黄芩。气虚咳嗽气短者，加黄芪、党参；咳嗽痰多者，加法半夏、瓜蒌；恶心呕吐者，加竹茹、代赭石（先煎）；食少神疲者，加砂仁、谷芽、麦芽、鸡内金；口燥咽干甚者，加天花粉、芦根、石斛、乌梅。

（11）放射性肺炎

①气阴两虚：干咳少痰，气短乏力，咽干口燥，低热或烦热，出汗，纳差等。治以益气养阴，润肺止咳。予以生脉散合六味地黄丸加减。

②阴虚内热：咳吐涎沫，质黏稠，咳声不扬，气急喘促，咽燥口渴等。治以滋阴清热，润肺化痰。予以麦门冬汤加减，甚者用清燥救肺汤加减。

③痰热壅肺：发热，咳嗽，吐脓痰，胸痛，呼吸困难，乏力，口苦等。治以清热解毒、宣肺化痰。予以麻杏石甘

汤加减。

④气虚血瘀：面色灰暗或口唇发绀，干咳少痰，胸闷胸痛，痰中带血，呼吸困难，疲乏无力等。治以益气活血。予以补阳还五汤加减。

（12）放射性食管炎

①痰气交阻：胸憋闷或胀痛，恶心，呕吐痰涎等。治以理气化痰。予以旋覆代赭汤合半夏厚朴汤加减。

②热毒炽盛：口咽干燥，咽喉部及胸骨后灼热疼痛，食之难下，大便秘结等。治以清热解毒、消肿利咽。予以白虎汤加减。

③胃阴不足：口咽干燥，饥不欲食，咽喉部及胸骨后隐隐作痛，大便干结等。治以六味地黄丸合益胃汤加减。

上述方剂需在医师指导下使用。

142. 抗肺癌中成药有哪些?

答：抗肺癌中成药有西黄丸、大黄䗪虫丸、平消胶囊、复方斑蝥胶囊、复方红豆杉胶囊、参一胶囊、安康欣胶囊、回生口服液、金复康口服液、鹤蟾片、清肺散结片、华蟾素注射液、消癌平注射液等。

（1）西黄丸

［组成］麝香、牛黄、制乳香、制没药。

［功效］解毒散结，消肿散结。

［主治］肺癌等。

（2）大黄䗪虫丸

［组成］大黄、黄芩、生地黄、甘草、桃仁、苦杏仁、白芍、干漆、水蛭、䗪虫、蛴螬、虻虫。

［功效］祛瘀生新，消癥通经，缓中补虚。

［主治］肺癌等。

（3）平消胶囊

［组成］郁金、仙鹤草、五灵脂、白矾、干漆、枳壳、马钱子粉。

［功效］活血化瘀，止痛散结，清热解毒，扶正祛邪。

［主治］肺癌等。

（4）复方斑蝥胶囊

［组成］黄芪、刺五加、人参、斑蝥等。

［功效］清热解毒，消瘀散结。

［主治］肺癌等。

（5）复方红豆杉胶囊

［组成］红豆杉皮、红参、甘草等。

［功效］祛邪扶正，通络散结。

［主治］肺癌等。

（6）参一胶囊

［组成］人参皂苷 Rg_3。

［功效］大补元气，健脾益肺。抑制肿瘤转移。增强机体免疫功能。

［主治］肺癌手术后及放化疗后；缓解症状，改善生活质量。

（7）安康欣胶囊

［组成］半枝莲、山豆根、夏枯草、鱼腥草、石上柏、枸杞子、穿破石、人参、黄芪、鸡血藤、灵芝、黄精等。

［功效］活血化瘀，软坚散结，清热解毒，扶正固本。

［主治］肺癌等。

（8）回生口服液

［组成］益母草、红花、三棱、香附、人参、大黄、虻

虫、鳖甲、乳香、阿魏等。

［功效］消癥化瘀。提高机体免疫功能。

［主治］肺癌属血瘀癥结者。

（9）金复康口服液

［组成］黄芪、北沙参、女贞子、石上柏、重楼等。

［功效］益气养阴，清热解毒。

［主治］非小细胞肺癌气阴两虚者。

（10）鸦胆子油口服乳液／鸦胆子油注射液

［组成］鸦胆子油。

［功效］清热燥湿，解毒消癥。具有抗癌及增强免疫力的作用。

［主治］肺癌及肺癌脑转移。

（11）鹤蟾片

［组成］仙鹤草、人参、干蟾皮、浙贝母、生半夏、天冬。

［功效］解毒除痰，凉血祛瘀，消癥散结。

［主治］肺癌等。

（12）清肺散结片

［组成］绞股蓝、参三七、灵芝、川贝母等。

［功效］清热解毒，消肿止痛，止咳化痰。

［主治］肺癌等。

（13）康莱特注射液

［组成］注射用薏苡仁油。

［功效］益气养阴，消癥散结。

［主治］非小细胞肺癌气阴两虚、脾虚湿困者。配合放化疗有一定的增效作用，并有抗恶病质和止痛作用。

（14）榄香烯注射液

［组成］榄香烯混合液。

［功效］抑制肿瘤细胞生长，起免疫保护作用，缓解癌痛，与放化疗有协同作用等。

［主治］肺癌、癌性胸腹腔积液等。可用于介入、腔内化疗的治疗。

（15）华蟾素注射液

［组成］干蟾皮提取物。

［功效］清热解毒，消肿止痛，活血化瘀，软坚散结。具有抑制肿瘤细胞、减轻放化疗毒副作用、升白细胞、增强免疫功能的作用。

［主治］中晚期肺癌等。

（16）注射用三氧化二砷

［组成］三氧化二砷。

［功效］抑制肿瘤细胞。

［主治］肺癌等。

（17）艾迪注射液

［组成］斑蝥、人参、刺五加等。

［功效］抗肿瘤、增强免疫功能。

［主治］肺癌等。

（18）消癌平注射液

［组成］通关藤。

［功效］清热解毒，消瘤散结。

［主治］肺癌等。

（19）猪苓多糖注射液

［组成］猪苓多糖。

［功效］提高机体免疫力，与化疗药物合用能增强疗效

和降低毒副作用。

［主治］肺癌等。

（20）斑蝥酸钠维生素 B_6 注射液

［组成］斑蝥酸钠、维生素 B_6。

［功效］抗肿瘤、升白细胞。

［主治］肺癌等。

上述中成药需在医师指导下使用。

143. 中药如何发挥抗肺癌的作用？

答：中药具有抗肺癌作用。

（1）抑制癌细胞增殖、生长、侵袭及转移。鸦胆子可抑制肺腺癌 SPA－A1 细胞增殖，诱导肺腺癌 SPA－A1 细胞凋亡。紫草可通过 PI3K／AKT 信号通路抑制非小细胞肺癌细胞 A549 侵袭和迁移能力。马钱子通过抑制人肺癌细胞株 PC－9 的增殖来抑制肺癌细胞增殖。丹参通过降低 A549 细胞 G1／S－特异性周期蛋白－D1 的表达量来抑制细胞增殖，从而发挥抗肿瘤作用。其他如绞股蓝、半边莲、鱼腥草、荜茇等均能抑制肺癌细胞增殖。

（2）诱导癌细胞凋亡和自噬。麦冬能诱导 A549 肺癌细胞发生自噬。黄芪能通过调节自噬通路中的 P62 和 LC3 的蛋白表达诱导细胞自噬。姜黄素通过活性氧途径诱导非小细胞肺癌细胞发生线粒体自噬。苦参可干预自噬相关蛋白的水平，且苦参碱可以通过增加肺癌细胞内自噬小体来诱导细胞自噬。

（3）阻滞癌细胞周期。鸦胆子可通过肺腺癌 SPA－A1 细胞阻滞于 G0／G1 期来抗癌。蒺藜通过上调程序性细胞死亡因子 4 表达阻滞肺癌 A549 细胞周期并诱导细胞凋亡。

（4）调节信号通路。黄精通过抑制 M2 巨噬细胞极化，将巨噬细胞表型转化为抗肿瘤的 M1 表型而抑制癌细胞。黄芩通过抑制相关信号通路的激活来抑制人肺癌 H460 细胞增殖。黄芪－莪术通过抑制相关蛋白表达及相关因子的转录来抑制肺癌血管生成，抑制肿瘤生长。重楼可通过下调 ILK 蛋白的水平而抑制肺癌细胞的生长。

（5）抑制血管内皮生长因子。川芎、连翘通过抑制血管内皮生长因子、促进肿瘤抑素表达来抑制肺癌生长。姜黄素通过下调血管内皮生长因子与上调内皮抑素的表达而抑制肿瘤血管的生长。

（6）抑制癌细胞 DNA 修复及增加 DNA 损伤。黄芪多糖通过激活 VRK1/P53BP1 信号转导途径增强 DNA 损伤修复来抑制非小细胞肺癌细胞增殖。

（7）抑制相关基因和蛋白的表达。雷公藤通过降低 HCA66 表达来干扰核糖体 18S RNA 合成，进而诱导细胞凋亡和周期阻滞。淡豆豉通过调控 miR155HG/miR－409－3p 表达来抑制 A549 细胞的增殖、迁移和侵袭。白山毛桃根通过下调 miR－182－5p/PCDH10 轴对非小细胞肺癌 H1299 细胞发挥抗增殖、迁移、抗侵袭作用。猫爪草通过下调轴突导向蛋白 4D 表达、抑制酪氨酸蛋白激酶 Met 信号途径而抑制 A549 细胞增殖。

（8）逆转癌细胞的耐药性。防己能逆转非小细胞肺癌对紫杉醇的耐药性。川楝子可逆转非小细胞肺癌细胞对肿瘤坏死因子相关的凋亡诱导配体的耐药性。川芎可逆转人肺腺癌细胞株对阿霉素、长春瑞滨、博来霉素的耐药性，但对顺铂介导的耐药无影响。

（9）提高机体免疫功能。淫羊藿对肺癌小鼠的肿瘤生长具有一定的抑制作用，对肺癌具有抑制作用，并能提高免疫调节能力。半枝莲通过提高炎症因子与细胞因子水平来提高患者免疫功能，改善预后。

（10）辅助放、化疗，减轻毒副作用。白头翁通过参与调控照射后细胞期阻滞、凋亡及抑制细胞 DNA，损伤修复蛋白来影响电离辐射的敏感性。冬凌草通过提高凋亡相关蛋白 BAX 表达及降低凋亡抑制蛋白 B 细胞淋巴瘤/白血病 −2 基因的表达而促进肺癌细胞凋亡及肺癌细胞的放疗敏感性。

144. 中药辅助治疗能起到增效减毒的作用吗?

答：配合中药治疗有增效减毒的作用。

许多抗肿瘤治疗方法，如放、化疗等具有一定的毒副作用，包括骨髓抑制、消化道反应、心脏毒性、肝功能损害、肾毒性等。通过中医辨证论治，可以不同程度地减轻各种毒副作用，缓解症状，减轻患者痛苦，提高其生活质量，从而延长生存期。中药的增效减毒作用主要体现在以下几方面：

（1）骨髓抑制。骨髓抑制主要是指白细胞下降，血小板减少及贫血等，临床主要表现为面色萎黄或苍白、唇甲色淡、疲乏无力、头晕眼花、心悸失眠、手足麻木等，骨髓抑制作为化疗主要毒副作用，目前主要采用集落刺激因子等进行防治。在中医学中，骨髓抑制属于血虚证的范畴。治疗以补血为要。针对脾胃亏虚，予以健脾和胃药；针对精、气、津的不足，予以填精、补气、生津药；针对血瘀内停，新血不生，予以活血化瘀药以生血。

（2）消化道反应。大部分化疗药物能引起不同程度的消化道反应，如恶心呕吐。中医学认为呕吐乃胃气不降、气逆于上所致。与情志失调、痰浊、瘀血、脾胃虚弱有关，治疗多以疏肝理气、温化痰饮、健脾和胃、养阴润燥为法。

（3）心脏毒性。心脏毒性属于中医学中的心悸、怔忡的范畴，多为心虚胆怯、心血亏虚、心气不足、肝肾阴虚、痰饮内停或血脉瘀阻所致，治疗以益气养心、滋养肝肾、理气化痰为法。

（4）肝肾功能损害。肝功能损害治疗多以疏肝理气、祛瘀通络、清热利湿、养阴柔肝、滋补肾阴、温补肾阳、阴阳双补为法。

（5）周围神经病变。周围神经炎表现为指（趾）端麻木，腱反射减弱或消失，感觉异常，少数可发生感觉消失，垂足，肌肉萎缩或麻木、直立性低血压，膀胱张力减弱，便秘或麻痹性肠梗阻。中医治疗以益气养血、活血化瘀为法。

（6）毛发脱落。化疗药作用于毛囊，引起暂时性脱发。一般停药后 1~2 个月均可恢复再生。中医治疗以益气健脾、养血生发、滋养肝肾为法。

（7）肺毒性。肺毒性主要症状为胸闷、气短，并发感染可出现咳嗽、咳痰。中医治疗以健脾益气、祛痰降逆、养阴润肺为法。

（8）放疗不良反应。中医学认为，放射线的杀伤作用是一种热毒邪气，放疗所致的不良反应主要表现为热毒伤阴、气虚血瘀、瘀毒化热等证，在治疗方面多以清热解毒、养阴生津为主，配合活血化瘀等法。

145. 服用抗肺癌中药需要注意什么?

答：中药在煎煮方面是有一定的要求的。

（1）中药一般是每日1剂，煎煮2次，2次服药时间间隔6~8小时，一般以温服为宜。煎药器具以瓦罐、砂锅为主，不建议使用不锈钢、铁器等器具。

（2）服药期间，食物的选择以清淡易消化为原则。服用清热解毒类中药时，饮食上忌辛辣、油腻、煎炸等食物；服用温阳散寒类中药时，饮食上忌生冷、寒凉等食物。服用中药的同时不宜喝浓茶、饮料、酒，不宜食用辣椒、腐乳、烟熏品、腌制品等。

（3）活血化瘀类药物如丹参、红花等，服用后可能有出血倾向，如牙龈出血、皮下有出血点或病灶局部有少量出血、消化道肿瘤合并溃疡者需慎用。服药后注意面色、神志、脉搏、呼吸、血压、月经等的改变，以及排泄物的颜色与血量，必要时检查大便，如有出血先兆则应停止用药，并卧床休息。

（4）有毒类药物如天南星、生半夏、生附子等，煎药时要先煎并久煎（约1小时），以降低其毒性。患者服药后注意有无口腔发麻、口唇水肿、咽喉烧灼感，甚至出现口腔黏膜轻度糜烂、口舌麻木、味觉丧失、言语不清、声音嘶哑、张口困难等中毒症状。若出现上述情况，应立刻停药。

（5）白花蛇舌草、半枝莲等药大多药性寒凉，易伤脾胃，以饭后服为宜。服后注意食欲、有无呕吐，发现异常应适当减量，少量多次服用。

（6）服用虫类药如水蛭、斑蝥等时要注意有无血尿，有无中毒症状。

（7）对于人参、鹿茸、阿胶等滋补之品，不应与其他中药一起煎煮，需要另蒸兑服，避免人参与萝卜同用。

（8）中药禁忌：人参忌萝卜；鳖甲忌苋菜；地黄、何首乌忌葱、蒜、萝卜；土茯苓忌茶等。

146. 肺癌患者可以针灸吗？

答：肺癌患者可以针灸。

针灸属于中医外治法，具有"简、便、验、廉"等特点，是中医药防治疾病的主要方法之一，可用作肺癌的辅助治疗。其通过刺激人体经络、穴位、皮肤、肌肉等部位促进气血运行，疏通经络，调整人体阴阳与脏腑功能，扶正祛邪，补偏除弊，达到防病治病的目的。针刺艾灸疗法包括体针、头针、电针、耳针、腕踝针、隔物灸、直接灸、脐灸、耳穴压豆、穴位贴敷等方法。肺癌患者可以通过针刺、艾灸疗法减轻治疗过程中所产生的毒副作用，缓解疼痛、腹水、呃逆、乏力、恶心呕吐、失眠等症状。现代医学研究证实，针灸治疗可提高免疫功能，增强抗癌作用，抑制癌细胞生长。并能减轻症状，还能缓解放化疗等治疗方法带来的毒副作用，具有增效减毒的作用。

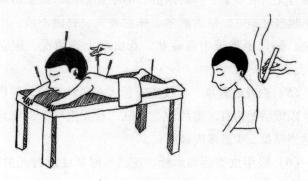

针灸治疗

147. 针灸治疗肺癌的穴位有哪些?

答：针灸治疗肺癌一般以手太阴肺经穴和肺的俞、募穴为主，可以选择肺俞、中府、太渊、孔最、膏肓、丰隆、足三里等穴。

（1）辨证配穴。

①肺郁痰瘀证，加膻中、三阴交行气活血、健脾化痰。

②脾虚痰湿证，加脾俞、阴陵泉健脾利湿化痰。

③阴虚痰热证，加尺泽、然谷，肺经合穴尺泽，配肾经荥穴然谷，可清虚热、保阴津。

④气滞血瘀证，加合谷、行间、太渊、膈俞活血化瘀、行气化滞。

⑤痰湿蕴肺证，加丰隆、足三里、阴陵泉、脾俞、内关健脾燥湿、行气祛痰。

⑥正气亏虚证，加肺俞、太渊、三阴交、列缺益气。

⑦瘀阻肺络证，加膈俞、孔最、三阴交行气活血、消瘀散结。

⑧阴虚毒热证，加太溪、尺泽、鱼际养阴清热、解毒散结。

⑨气阴两虚证，加太溪、气海、血海、足三里、三阴交益气养阴。

（2）随症配穴。

①咳嗽，可选列缺、肺俞、天突、风府、风门、百劳等；咳嗽多痰则选合谷、尺泽。

②胸痛，加膻中、内关宽胸理气。

③发热，加曲池、大椎。

④疼痛，可选合谷、阳陵泉、外丘、三阳络、阿是穴。

⑤咽喉干痒，加照海滋阴利咽。

⑥痰中带血，加鱼际清肺止血。

⑦咯血，加阴郄、地机止血。

⑧盗汗，加阴郄、复溜滋阴敛汗。

⑨肢体水肿、小便不利，加阴陵泉、三阴交健脾利湿。

⑩肺癌放化疗后呕吐、呃逆，加内关、膈俞。

⑪肺癌放化疗后白细胞减少，加大椎、膈俞。

⑫骨转移，可选大椎、华佗夹脊、命门、肾俞、委中、阿是穴。

（3）刺灸方法。

一般采用常规针刺法，以平补平泻为主，虚证加灸法。胸背部穴位不宜深刺。毫针一般留针 10~30 分钟，肺癌胸痛甚者可留针 1~2 小时或更长。留针期间可间歇捻针。

148. 针灸治疗肺癌的方法有哪些？

答：针灸治疗肺癌的方法颇多。针灸治疗时要严格掌握针刺部位禁忌，面部五官区域、大血管及黏膜附近不宜施灸法；应与其他治疗方法如中药、放疗、化疗等相结合应用。需由专业医师进行治疗。

（1）处方 1

［主穴］肺俞、心俞、尺泽、曲池。配穴：痰热者，加丰隆；喘甚者，加天突、定喘。

［方法］毫针刺，泻法，每次留针 10~20 分钟，不灸，每日 1 次。

［主治］适于肺癌发热（实热）者。

（2）处方 2

［主穴］孔最。配穴：按手太阴肺经循行部位及其虚实

补泻配穴。

[方法] 针尖循着经络循行的方向，快速强刺激，留针 30～60 分钟，每日 1 次。

[主治] 适于肺癌胸痛剧烈者。

（3）处方 3

[主穴] 肺俞、太渊、章门、太白、丰隆。

[方法] 毫针刺，平补平泻法，或加灸，每次留针 10～20 分钟，每日 1 次。

[主治] 适于肺癌属脾虚痰湿者。

（4）处方 4

[主穴] 尺泽、肺俞、膏肓、足三里。配穴：纳少加脾俞，中脘；潮热加大椎，太溪；盗汗加阴郄，复溜；咯血加鱼际，膈俞。

[方法] 毫针刺，平补平泻法，每次留针 10～20 分钟，不灸，每日 1 次。

[主治] 适于肺癌证属阴虚内热者。

（5）处方 5

[主穴] 肺俞、膏肓、气海、肾俞、足三里、太渊、太溪。

[方法] 毫针刺，补法，留针 10～20 分钟，针刺后可选用生姜片敷穴艾灸 1～5 炷。

[主治] 适用于肺癌晚期肺肾两虚咳喘者。

（6）处方 6

[主穴] 膈俞、脾俞、内关、足三里。

[方法] 毫针刺，平补平泻法，每日 1 次，直至呕吐呃逆消失。

[主治] 适用于肺癌放疗、化疗后呕吐、呃逆。

（7）处方 7

［主穴］大椎、足三里、血海、关元、肾俞、脾俞。

［方法］毫针刺，补法。

［主治］适用于肺癌放疗、化疗后白细胞减少。

（8）处方 8

［主穴］肺俞、中府、太渊、风门、心俞、大宗、膏肓、尺泽、膻中、背部压痛点。配穴：列缺、内关、足三里。

［方法］采取迎随补泻法，得气后留针 30 分钟，每日 1 次。

［主治］适用于各型肺癌。

（9）处方 9

［主穴］合谷、足三里、肝俞、脾俞、胃俞、膏肓俞。

［方法］补法，于每次得气后运针 5 分钟，留针 30 分钟，每日或隔日 1 次。

［主治］适用于术后肺脾气虚，胸痛乏力。

（10）处方 10

［主穴］内关、中脘、足三里、合谷、曲池、手三里、胃区阿是穴。

［方法］针刺得气后提插捻转，属实热者，宜用泻法，刺浅而不留，出针宜快；属虚寒者，宜用补法，刺较深而久留，出针宜慢，留针 30 分钟，隔日 1 次。

［主治］适用于气滞血瘀型肺癌。

（11）处方 11

［主穴］足三里、三阴交、大椎、血海、肝俞、脾俞、肾俞、膈俞等。

［方法］艾条温灸每穴 15~30 分钟。

［主治］适用于放、化疗后骨髓造血抑制所致的气血亏虚。

（12）处方12

［主穴］足三里、合谷、内关、曲池（均双侧）。

［方法］使用26～28号毫针，得气后以提插捻转补泻为主，配合补泻手法，留针20～30分钟。

［主治］适用于肺癌胸痛、发热、痰多。

（13）处方13

［主穴］膈俞、脾俞、内关、足三里。

［方法］毫针刺，平补平泻法，每日1次，直至呕吐、呃逆消失。

［主治］适用于肺癌放疗、化疗后呕吐、呃逆。

（14）处方14

［主穴］大椎、足三里、血海、关元。

［方法］毫针刺，补法。

［主治］适用于肺癌放疗、化疗后白细胞减少。

（15）处方15

［主穴］天突、章门、中脘、涌泉。

［方法］将沉香、乳香、羌活、干姜、炮山甲、冰片、没药各5g，麝香0.5g，共研细末，加艾绒150g，制成艾条，先针后灸。

［主治］具有化瘀止痛之功，适用于血瘀型肺癌。

（16）处方16

［主穴］风门、肺俞、心俞、天泉、膏肓、中府、尺泽、膻中、癌症压痛点。配穴：取列缺、内关、足三里。

［方法］补泻兼施，每日1次，留针20～30分钟。

［主治］适用于肺癌。

（17）处方 17

［主穴］上肺、下肺、心、大肠、肾上腺、内分泌、鼻、咽部、胸等耳穴。

［方法］耳针。

［主治］适用于肺癌各期。

（18）处方 18

［主穴］三阳络、郄门、下翳风、外关、内关、合谷。每次选用 3 穴为 1 组，即三阳络透郄门配下翳风，或外关透内关配合谷，交替应用。

［方法］皮肤常规消毒，快速进针，待有酸、麻、胀感后留针 10 分钟。每日 1 次，5 日为 1 个疗程。

［主治］缓解疼痛。

（19）处方 19

［主穴］取大椎、十宣、尺泽、委中、井穴。

［方法］三棱针放血。

［主治］改善肺癌呼吸道症状。

（20）处方 20

［主穴］肺俞、膏肓、脾俞、肾俞、中府。配穴：神门、太渊。

［方法］电热针向脊柱方向斜刺各主穴 0.7 寸，接通电热针仪，电流量 40～60 毫安，留针 40 分钟。毫针直刺配穴 0.5 寸，留针 30 分钟，艾灸气海 10～20 分钟。每日 1 次，10 次为 1 个疗程。

［主治］适用于肺癌。

（21）处方 21

［主穴］肺俞、气海、足三里、三阴交。配穴：肺脾气血双虚，加脾俞、肝俞；胃肾阴虚，热毒炽盛，加肾俞、

太溪、行间、尺泽。

［方法］电热针针刺肺俞、脾俞、肝俞、足三里、三阴交，接通电热针仪，电流量 40 ~ 60 毫安。毫针针刺太溪、尺泽、行间，留针 40 分钟。每日 1 次，10 次为 1 个疗程。

［主治］适用于肺癌术后，放、化疗后。

（22）处方 22

［主穴］足三里、悬钟、大杼、血海、太溪、阿是穴、后溪、曲泉穴、心俞和双侧肺俞。

［方法］调整患者呼吸，随其呼气时垂直进针，得气后重插轻提重复多次后刺入 30 ~ 50 mm，平补平泻法，中等刺激，留针 25 ~ 30 分钟。

［主治］适用于肺癌骨转移重度癌痛。

149. 肺癌患者可以穴位敷贴吗？

答：肺癌患者可以穴位敷贴。

穴位贴敷疗法，是以中医经络学为理论依据，把药物研成细末，以糊状、膏剂、丸剂、饼剂方式直接贴敷穴位、患处（阿是穴）治疗疾病的一种无创痛的穴位疗法。该疗法可作为肺癌患者的辅助治疗方式，临床上多根据患者疼痛、呕吐等症状选择合适的方药进行穴位贴敷。此法可使药性直达病所，借助中药功效，能起到补虚泻实、调和脏腑阴阳气血的作用，因而能有效缓解肺癌患者所出现的各种症状。

穴位贴敷有调理肺气、理肺补虚、活血化瘀之功效。调理肺气主要选穴肺俞、膏肓、膈俞、胆俞。脾胃虚寒者：双肺俞、脾俞、胃俞、足三里；胃阴不足者：双肺俞、胃俞、足三里、内关；肝气犯胃者：双肺俞、脾俞、阳陵泉、太冲。

150. 肺癌患者如何穴位敷贴?

答:肺癌患者根据不同症状进行穴位敷贴。需由专业医师进行治疗。

(1) 癌痛

①处方1

[药物] 蟾酥、马钱子、生南星、生白芷、姜黄、冰片。

[用法] 上药除冰片外,按传统方法熬制成膏。用时取适量摊于布上,再把冰片末少许撒于膏药上,外敷患处。

[主治] 肺癌晚期疼痛剧烈。

②处方2

[药物] 丁香、肉桂、制草乌、细辛、全蝎、蜈蚣、延胡索、花椒。

[用法] 上药研成粉末,用白酒,香油调和成糊状,均匀分布于无菌敷贴,贴敷在患者疼痛处(阿是穴),每次贴4~6小时。

[主治] 肺癌癌痛,有温中散寒、行气活血、通络止痛之功。

③处方3

[药物] 山奈、藤黄、乳香、没药、重楼、蓖麻仁、小茴香。

[用法] 诸药研粉,加醋和温水调和,敷于疼痛部位。

[主治] 肺癌癌痛。

④处方4

[药物] 川芎、血竭、天南星、桃仁、穿山甲(代)、水蛭、三棱、重楼、黄连。

〔用法〕将穿山甲（代）、水蛭进行煅烧，然后混合其他药物共研细末，装瓶备用。用时取药末适量，调拌凡士林熬炼成膏状，贴敷阿是穴位或痛点前、后、左、右对称穴位。上盖纱布，胶布固定。每日或隔日1次

〔主治〕肺癌胸痛，具有活血化瘀、散结止痛之功。

⑤处方5

〔药物〕山柰、乳香、没药、姜黄、栀子、白芷、黄芩、蓖麻仁、小茴香、公丁香、赤芍、木香、黄柏。

〔用法〕上药共研细末，过筛和匀，装瓶备用。用时取药末适量，用鸡蛋清调匀外敷乳根穴，上盖纱布，胶布同定。每日或隔日1次。

〔主治〕肺癌疼痛，具有活血散寒、清热拔毒、消肿止痛之功。

⑥处方6

〔药物〕朱砂、乳香、没药。

〔用法〕诸药捣碎后放入米酒中，密封浸泡2日，取少量澄清液备用。每次用棉签蘸药水搽于痛处，稍干后重复3~4遍。

〔主治〕肺癌疼痛。

⑦处方7

〔药物〕蟾酥、细辛、肉桂、川乌、三棱、莪术。

〔用法〕清洗局部皮肤，将橡胶膏药揭开贴患处，每1~2天1次。

〔主治〕肺癌疼痛，具有活血化瘀、消肿止痛之功。

⑧处方8

〔药物〕蟾酥、川乌、两面针、重楼、关白附、三棱、莪术、细辛、丁香、肉桂、乳香、冰片等。

[用法] 直接将药物敷于疼痛部位，或外敷于天突穴、膻中穴等。1次1贴，1~2天1次。

[主治] 肺癌疼痛，具有活血化瘀、消肿止痛之功。

⑨处方9

[药物] 癌理通：白药膏、蟾酥、制马钱子、毛麝香、寮刁竹、大梅片、金牛皮、冰片等。

[用法] 膏药1张，烘热软化，敷贴局部或疼痛部位，用手轻轻在膏药上按摩3~5分钟，使之贴附紧密。每日2次。

[主治] 肺癌疼痛，具有活血化瘀、消肿止痛之功。

⑩处方10

[药物] 生南星、生白附子、生乌头。

[用法] 上药共为细末，用葱白连须7棵、生姜15g切碎捣如泥，入药末和匀，用白布包好放笼上蒸透，然后用手拍成薄饼状，贴敷在痛处。

[主治] 肺癌疼痛。

⑪处方11

[药物] 樟脑、阿魏、丁香、山奈、重楼、藤黄等。

[用法] 分研为末密封备用。根据肺癌疼痛部位，将诸药按前后顺序分别撒在胶布上，敷于患处，随即用60℃左右的热毛巾在药膏上敷30分钟。每日3次，5~7天1次。

[主治] 肺癌疼痛。

⑫处方12

[药物] 新鲜的蒲公英。

[用法] 新鲜的蒲公英捣烂如泥取汁，外敷于疼痛处。

[主治] 肺癌疼痛。

⑬处方13

[药物] 黛竭消瘤散：雄黄、明矾、冰片、青黛、芒

硝、乳香、没药、血竭。

[用法] 每次 1 包，用米醋和猪胆汁各半调成糊状，外敷患处，干后再蘸醋、胆汁，保持药面湿润，每日 1 次，每次 8 小时。

[主治] 各类癌痛。

⑭处方 14

[药物] 止痛抗癌膏：三七、重楼、延胡索、芦根、黄药子、川乌、冰片、紫皮大蒜、麝香少许。

[用法] 将上药共研细粉混匀，过 100 目筛，用大蒜汁将药物调成膏剂，外敷疼痛处，每 24 小时 1 次。

[主治] 各类癌痛。

⑮处方 15

[药物] 镇痛灵：蟾酥 2g、细辛 3g、生草乌 6g、生半夏 15g、生天南星 10g。

[用法] 将上药研末过 100 目筛，和匀。每次 2.5g，撒布于癌痛部位，外用阿魏消痞膏敷贴，隔日换药。

[主治] 各类癌痛。

⑯处方 16

[药物] 山柰、乳香、没药、大黄、姜黄、栀子、白芷、黄芩、小茴香、公丁香、赤芍、木香、黄柏、蓖麻仁。

[用法] 诸药共为细末，用鸡蛋清调匀外敷乳根穴，6 小时 1 次。

[主治] 肺癌疼痛。

(2) 肺癌咳嗽

①处方 1

[药物] 白杏止咳散：白芥子、细辛、延胡索、杏仁。

[用法] 将诸药研成细末混合，用姜汁调成糊状，取约

0.5g放至2.5 cm²的胶布中央，75%酒精擦拭皮肤局部消毒后将药饼贴于定喘、双肺俞穴位。贴敷4～6小时，以局部皮肤出现疼痛、潮红时为宜。

[主治] 肺癌咳嗽，具有温肺止咳化痰之功。

②处方2

[药物] 甘遂、细辛、白芥子。

[用法] 将药物烘干后磨成末，将饴糖调和赋型，制成药饼（1 cm×1 cm）。取膏肓穴、中府以及肺俞穴，将药物贴上，敷料选用3M透气材质，连续治疗1周。再给予子午流注法配合治疗，即贴敷时间为每日下午1:00～5:00，持续4小时。

[主治] 肺癌咳嗽，具有益气化痰、止咳平喘、理气宽胸之功。

③处方3

[药物] 白芥子、陈皮、半夏、地龙、党参、茯苓、橘红。

[用法] 制成中药颗粒剂，香油混匀或水适量，将药物调为糊状，均匀铺于穴位贴上，再将调好的药物敷于定喘、双肺俞。持续6小时。

[主治] 肺癌咳嗽。

④处方4

[药物] 柴胡、白芍、川芎、厚朴、乳香、没药、细辛、三七、栀子、冰片、黄芪、吴茱萸、延胡索、甘草。

[用法] 将上药研磨成粉末，用小麻油调制成膏状，保存在密闭阴凉的环境中待用。在贴敷前，用清洁工具取适量药膏涂抹在无纺布敷料中心，直径在3～5 cm，厚度在4～5 mm，之后贴敷在肺俞、膻中穴，贴敷6～8小时，持

续贴敷 10 天。

[主治] 中晚期肺癌，具有降逆止咳、调补肺气之功。

⑤处方 5

[药物] 吴茱萸。

[用法] 治疗前温水浸泡双足 15～20 分钟，将吴茱萸研成细末，用生姜汁调匀呈糊状，置于医用敷贴上制成药贴，每晚贴敷于双足涌泉穴，每次 6～8 小时，每日 1 次。

[主治] 肺癌咳喘。

⑥处方 6

[药物] 桂附地黄丸合二陈汤加减：附子、桂枝、山药、山茱萸、生地黄、茯苓、陈皮、法半夏、枳实、白术、地龙、甘草。

[用法] 上药研磨，加适量蜂蜜、姜汁，制成药膏，40℃冰箱保存，用时取大小约为 1 cm×1 cm×0.5 cm 药膏置于 4 cm×4 cm 脱敏胶布上，贴敷于双侧肾俞、肺俞、天突穴，每日上午 7:00～11:00 贴敷，每日 1 次，每次 2～3 小时。

[主治] 肺肾两虚中晚期肺癌，具有补益肺肾、扶正祛瘤之功。

⑦处方 7

[药物] 白芥子、冰片、姜黄、麻黄。

[用法] 上药共研细末，白酒调和。取肺俞穴、膏肓、孔最，气虚配关元、足三里、气海；胸痛配内关、膻中；阴虚配尺泽、然谷、太溪；痰多湿盛配脾俞、阴陵泉：热盛配鱼际。

[主治] 肺癌咳嗽。

⑧处方 8

[药物] 温药穴位贴敷：熟附子、肉桂、川芎、三七、

白术。

［用法］上药研粉加入冰片，贴敷于双侧肺俞、膈俞、脾俞，每日 1 次，每次 4~6 小时。

［主治］中晚期肺癌，具有理气宽胸、止咳平喘、益气化痰之功。

⑨处方 9

［药物］附片、肉桂、干姜、山柰、莪术、白芥子。

［用法］上药共研细末。用拇指在双侧肺俞用力按摩 30 次，使局部潮红，将药粉 1 小撮置于穴位上，胶布固定。隔日 1 次。

［主治］肺癌咳嗽。

（3）消化道反应

①处方 1

［药物］大黄、木香、冰片。

［用法］上药研成粉末，用蜂蜜调和成膏体，每次取 5g，贴敷用于脐上 1.5 寸、脐下 3 寸、脐左右 2 寸各一、左右足三里穴处。

［主治］肺癌术后便秘。

②处方 2

［药物］大黄膏：大黄。

［用法］大黄中药饮片浓煎，用凡士林调匀收膏。大黄膏 2g 用纱布包裹敷于脐部，胶布固定后用指腹按揉神阙穴，每分钟 120 次，持续 3 分钟，敷贴 3~4 小时后取下。每日 1 次。

［主治］肺癌放疗后便秘。

③处方 3

［药物］通便散：大黄、元明粉、生地黄、当归、枳

实、陈皮。

[用法] 上药打成粉混合均匀，适量敷贴神阙穴。

[主治] 肺癌晚期应用阿片类药物引起的便秘，具有泻热通便、荡涤肠胃、行气散结、推荡积滞之功。

④处方4

[药物] 吴茱萸粉。

[用法] 将吴茱萸粉加醋调成稠糊状，制成直径约1cm药饼，将药饼贴敷于神阙和双侧足三里，每次6小时。

[主治] 肺癌放化疗后腹泻，具有散寒止痛、降逆止吐、理肝下气之功。

⑤处方5

[药物] 吴茱萸粉。

[用法] 3g吴茱萸粉加入2mL米醋中搅拌均匀，制成直径约3cm、厚度0.3~0.4cm药饼，按压平整后，置于透明敷贴中，贴敷于中脘、双内关。

[主治] 适用于肺癌术后恶心呕吐，具有散寒止痛、降逆止吐、理肝下气之功。

⑥处方6

[药物] 柿蒂、丁香、吴茱萸、党参、厚朴。

[用法] 上药研磨成粉，加姜汁调成膏状。然后选择中脘、神阙与足三里进行穴位贴敷，在化疗前1天至化疗结束后1天，每日1贴，每次6小时。

[主治] 肺癌化疗后呕吐。

⑦处方7

[药物] 吴茱萸、白胡椒、丁香、白术、肉桂、旋覆花。

[用法] 将药物研磨成粉状，加入适量温水调制成糊

状,使用时取适量药膏均匀铺在医用胶布上制成中药敷贴,选择双侧足三里、内关、胃俞、中脘穴进行贴敷,每次6~8小时,每日1次。

[主治] 肺癌化疗后恶心呕吐。

⑧处方8

[药物] 止呕散:半夏、苏梗、干姜、丁香、肉桂、枳壳、大黄、甘草。

[用法] 将研磨好的止呕散加入醋调成散剂,做成约直径2 cm、厚约0.3 cm的饼状,置于6 cm×6 cm的方形穴位贴上备用。贴敷于神阙、中脘、双内关。每日1次,每次4小时。

[主治] 肺癌化疗后恶心呕吐,具有温中止呕、降逆健脾之功。

(4) 失眠

①处方1

[药物] 龙眼肉、吴茱萸、肉桂、黄连。

[用法] 将上药碾成粉末,用适量水及蜂蜜调成糊状,搓成直径2 cm左右药饼,把药饼放入5 cm×5 cm的空心贴中,对心俞、三阴交、神门、内关穴常规消毒后,敷贴于上述穴位。每日18:00敷贴1次,次晨揭除。

[主治] 肺癌相关性失眠,具有调和营卫、交通心肾之功。

②处方2

[药物] 龙眼肉、黄芪、当归、白术、半夏、陈皮、茯神、远志、吴茱萸。

[用法] 将上述饮片碾成粉末,过筛,存罐中备用。用时取适量研磨好的中药粉末,用适量蜂蜜调制成糊状,然

后将其搓成直径2 cm的药饼，取神门、内关、足三里、三阴交、神阙、心俞、脾俞穴，常规消毒后，将药饼敷于上述穴位，敷贴固定。每日18:00贴敷，次日清晨揭除。

[主治] 癌因性失眠，具有调脏腑、平阴阳、补气血、安神志之功。

③处方3

[药物] 麻黄、甘遂、白芥子、桂枝、黄芪、蛤蚧、细辛。

[用法] 将上述中药研磨成粉末状过筛，以鲜姜汁调为糊状，采用12 mm×5 mm的双层纱布，将中药制作成直径7 cm的药饼，选择肺俞、列缺、天突、膻中、丰隆穴。患者保持仰卧位，在相应穴位贴敷，采用胶布予以固定，贴敷时间为4小时，2日1次。

[主治] 癌因性失眠，具有调气血、平阴阳之功。

④处方4

[药物] 丁香、旋覆花、乌药、砂仁、吴茱萸、黄芪、半夏、生姜。

[用法] 以粉碎机将所有药材研磨成粉留置备用，然后使用蜂蜜、姜汁和香油调制成糊状，上药前以酒精清洁穴位皮肤，然后将药糊涂抹于3 cm×3 cm敷贴上，覆盖于中脘、气海、神阙、内关、涌泉以及足三里，待12小时后撕去敷贴，每日1次。

[主治] 肺癌性失眠。

（5）癌因性疲劳

①处方1

[药物] 党参、五指毛桃、半夏、橘红、竹茹、枳实、白术、茯苓、白芥子、甘草。

［用法］将上药打磨成粉，加入姜汁、蜂蜜，调和成药膏，取大小约为 1 cm×1 cm 的药膏置于 3 cm×3 cm 的脱敏胶布上，贴敷于双侧足三里、肺俞、脾俞、三阴交以及关元。每日上午 7:00~11:00 贴敷 2 小时。每日 1 次。

［主治］癌因性疲劳，可改善疲劳。

②处方 2

［药物］吴茱萸粉。

［用法］选择神阙、肺俞、中脘为主穴，腹泻加关元，失眠加心俞、合谷、涌泉，恶心呕吐加合谷、内关、足三里，以姜汁调和吴茱萸粉，制成直径 1 cm 大小圆饼，于上述穴位处贴敷，纱布覆盖，胶布固定，持续 4~6 小时，每日 1 次。

［主治］癌因性疲劳，具有疏肝理气、温中止呕、散寒止痛、温肺助阳之功。

③处方 3

［药物］吴茱萸。

［用法］将吴茱萸 6 g 研磨成粉加白醋调成糊状，搓成药丸。取穴：神阙、中脘、天枢、气海、上巨虚、足三里等。手术后点按上述穴位 15~30 秒，以患者耐受度为度。此后将药丸贴敷于上述穴位，每日 1 次，每次 4~6 小时。

［主治］手术后疲劳。

（6）化疗诱导性周围神经病变

［药物］桂枝、红花、干姜、麻黄、吴茱萸、乳香、冰片。

［用法］将上述中药混合研磨成末，用姜汁调制成干稠膏状。上肢选取八邪、阳池、阳溪、阳谷、中渚等穴；下肢选取商丘、丘墟、太冲、足三里、阳陵泉、足临泣等穴。

先用上述处方药粉点揉穴位，指按法按揉，每穴 1～2 分钟，以患者有酸麻胀感为宜；然后取药膏敷贴穴位，膏药直径 1 cm 左右，厚 0.5 cm，用无菌纱布固定，每次 6 小时，每日 1 次。

［主治］适用于肿瘤化疗诱导性周围神经病变。

151. 肺癌患者可以穴位注射吗？

答：肺癌患者可以穴位注射。

穴位注射是一种针刺与药物相结合的疗法，属于一种新中医药疗法。穴位注射选用特定的中、西医药物，注射与肿瘤相关的穴位或压痛点，以达到治疗肿瘤、缓解症状的目的。穴位注射疗法需注意药物、用量、方法及疗程等因素。

（1）药物：药物有中药、中成药、西药，一般以中成药注射液为多，如鱼腥草注射液、维生素 B_{12} 注射液、痰热清注射液、参麦注射液、参附注射液、黄芪注射液等。

（2）用量：每次 2～4mL，分别注入 2～4 个穴位。

（3）方法：注入穴位后以"得气"（有酸、胀、麻等感觉）为度，不求过深，但使药液顺利推入即可。每周2～3 次为宜。

（4）疗程：中药注射液、中成药注射液可以长期使用。

152. 肺癌患者如何穴位注射？

答：穴位注射的药物较多。需由专业医师进行穴位注射治疗。

（1）鱼腥草注射液

［取穴］天突。

［功能］解毒消肿散结。

［主治］肺癌。

（2）甲氧氯普胺注射液

［取穴］足三里。

［功能］止呕。

［主治］肺癌。

（3）鱼腥草注射液

［取穴］孔最。

［功能］降气泻火止血。

［主治］肺癌。

（4）伊痛舒注射液

［取穴］双侧足三里、双侧肺俞。

［功能］止痛。

［主治］肺癌疼痛。

（5）紫河车注射液

［取穴］足三里及大椎穴。

［功能］止痛、止咳等。

［主治］肺癌晚期疼痛、咳嗽、咳痰、胸闷等。

（6）维生素 B_{12} 注射液

［取穴］定喘、大杼、风门、肺俞。

［功能］改善呼吸道症状。

［主治］肺癌呼吸道症状如咳嗽、发热等。

（7）酚磺乙胺注射液

［取穴］孔最。

［功能］止血。

［主治］中、晚期肺癌出血。

（8）复方丹参注射液

［取穴］足三里、悬钟、大杼、血海、太溪、阿是穴、

后溪、曲泉、心俞、肺俞。

［功能］补肾祛瘀止痛。

［主治］肺癌骨转移重度癌痛。

(9) 艾迪注射液

［取穴］双侧足三里。

［功能］止呕止吐。

［主治］肺癌化疗后呕吐。

(10) 氟哌利多注射液

［取穴］双侧内关。

［功能］降逆止呕。

［主治］肺癌术后化疗后恶心呕吐。

(11) 地塞米松磷酸钠注射液

［取穴］双侧足三里。

［功能］改善肺癌化疗后骨髓抑制。

［主治］肺癌化疗后骨髓抑制。

(12) 胎盘多肽注射液

［取穴］双侧足三里。

［功能］改善肺癌化疗后骨髓抑制，提高免疫力。

［主治］肺癌化疗后骨髓抑制。

(13) 黄芪注射液

［取穴］双侧足三里。

［功能］健脾益肾、益气生血。

［主治］肺癌化疗后白细胞减少。

(14) 参附注射液

［取穴］双侧足三里、三阴交。

［功能］防治化疗后骨髓抑制。

［主治］化疗后骨髓抑制。

（15）血必净注射液

［取穴］大杼、中府、肺俞、太渊、气海、神门、膏肓、肾俞、脾俞。

［功能］化瘀解毒，改善发热、心悸、疲劳等症状。

［主治］肺癌。

（16）痰热清注射液

［取穴］风门、中府、肺俞、太渊、气海、神门、膏肓、肾俞、脾俞。

［功能］清热解毒化痰。

［主治］肺癌。

（17）参麦注射液

［取穴］双侧肺俞。

［功能］益气固脱、养阴生津，改善肺癌患者的气阴两虚症状，提高免疫力，减少毒副作用。

［主治］肺癌。

（18）喘可治注射液

［取穴］双侧足三里。

［功能］温阳补肾、纳气平喘。

［主治］肺癌。

（19）山莨菪碱注射液

［取穴］双侧膈俞。

［功能］和中降逆止呕。

［主治］肺癌引起的顽固性呕吐。

（20）吗啡注射液

［取穴］双侧足三里穴。

［功能］止癌痛。

［主治］肺癌。

153. 肺癌患者可以推拿按摩吗?

答:肺癌患者可以推拿按摩。

推拿又叫按摩,是一种非药物的自然疗法、物理疗法,通常是指医者运用自己的双手作用于患者的体表、不适部位、特定俞穴、疼痛之处,运用推、拿、按、摩、揉、捏、点、拍等手法和力道,以达到治疗疾病的目的。推拿按摩可作为肺癌患者的辅助治疗方式。其能激发和推动人体经气运行,疏通经络,调节气血,调理脏腑功能,使人体内部产生发散、补泻、宣通、平衡等作用,从而提高人体免疫力,增强抗病能力,通过扶正祛邪治疗肺癌。实施推拿按摩时要避免病区。推拿手法要连贯,操作有序,用力柔和,力度均匀。推拿结束稍休息片刻,喝半杯温开水。年老及体质虚弱者禁用。骨转移及病情危重、体质极度虚弱的患者禁止推拿按摩。

154. 肺癌患者如何推拿按摩?

答:临床要根据患者的病情及体质实施合适的推拿按摩方法。需由专业医师进行治疗。

(1)呃逆:按揉内关、翳风、膈俞、合谷、下巨虚、天突等穴。

(2)腹胀:按揉天枢、中脘、章门、气海、下巨虚等穴。

(3)疼痛:按揉合谷、太冲、丘墟、百会、阳陵泉、内关、外关等穴。

(4)焦虑抑郁:按揉合谷、太冲、日月、期门、肝俞、胆俞、阳陵泉、百会、神门、风池等穴。

（5）术后尿潴留：按揉关元、中极、膀胱俞、气海等穴。

（6）术后恶心呕吐：按揉太冲、内关、足三里等穴。

（7）术后腰背痛、下肢麻木及排尿困难：按揉百会、天柱、大椎、命门、腰阳关、委中等穴。

（8）肺癌术后便秘：按揉中脘、天枢、气海、上巨虚、脾俞、胃俞、大肠俞、足三里、气海、膈俞等穴。

（9）失眠：按揉申脉、照海、内关、涌泉、安眠、神门等穴。

（10）胃肠道反应：按揉百会、内关、合谷、太冲、足三里、肝俞、脾俞等穴。

（11）肺功能差：按揉迎香、膻中、肺俞穴，可改善肺功能。

（12）肺癌化疗致末梢神经炎：按揉外关穴和董氏奇穴之五虎穴。

第六章

肺癌的复发转移

155. 肺癌已经手术切除了，还会复发吗？

答：肺癌手术切除了，还可能会复发。

外科手术是肺癌患者实现根治的主要治疗手段，超过30%的非小细胞肺癌患者可以进行潜在的根治性手术。然而，肺癌在根治性手术治疗后的前2年容易复发，尤其是在术后的6~8个月和22~24个月。肺癌患者术后是否复发取决于术后肿瘤病理分期、肿瘤类型、恶性程度、基因突变、是否有血管受侵、淋巴管受侵、神经受侵、术后淋巴结清扫是否阳性、切缘是否阳性等因素。其原因可以总结为以下四个方面。

（1）局部治疗不彻底，如手术切缘为阳性，即肿瘤未完全切除，或者阳性淋巴结未清扫，造成术后复发。

（2）手术方式不恰当，导致患者免疫力下降，为复发埋下隐患。

（3）缺少术后巩固性治疗，部分患者在手术后仍需行辅助治疗，如化疗、放疗、靶向治疗、免疫治疗等，可降低术后复发风险。

（4）其他因素，如晚期肺癌、机体内环境失调、合并其他疾病、营养状况差等。

156. 肺癌复发后有哪些表现?

答：肺癌复发后的临床表现复杂多样。

（1）常见的临床症状有咳嗽、咯血、胸痛、气促、胸闷等。

（2）病灶累及支气管黏膜，可出现咳嗽、咳痰、痰中带血等。

（3）侵犯胸膜，可出现胸痛、胸闷、恶性胸腔积液及因吸气时胸痛加重而引起呼吸急促等。

（4）出现上腔静脉阻塞，可表现为颜面上肢水肿、气促、呼吸困难、胸壁静脉显露等。

（5）侵犯喉返神经，可表现为声嘶、饮水呛咳等。

（6）肺癌术后复发的患者，可出现进行性消瘦、免疫力下降，进而容易感染。

（7）出现脑转移，常表现为头晕、头痛、恶心、呕吐、嗜睡、情感淡漠、癫痫发作及精神异常。

（8）出现骨转移，如肋骨、椎体等部位出现相应的疼痛，甚至引起截瘫、大小便失禁。

157. 如何监测肺癌手术切除后的复发情况?

答：肺癌复发转移是肺癌患者术后死亡的主要原因，因此，术后的随访监测尤为重要，规律有效的随访可以尽早地发现和治疗复发转移灶，提高患者的生活质量，延长患者的生存时间。不同分期、不同基因分型的肺癌患者，可制定不同的随访策略。

（1）原位癌术后：每年 1 次的全身健康体检，胸部低剂量螺旋 CT。

（2）Ⅰ期术后：前2年每6个月随访1次，第2年后每年随访1次。

（3）Ⅱ期、ⅢA、ⅢB期：前2年每3个月随访1次，第3～4年每6个月随访1次，第4年后每年随访1次。

随访内容包括：病史、体格检查、肿瘤标志物及胸部低剂量CT（必要时增强CT），并在此基础上每年至少进行1次腹部CT、颅脑MRI增强及全身骨扫描。经济条件允许的患者可行每年1次的全身PET－CT检查。随访过程中如果发现病情进展则按病情做进一步的检查与治疗。在随访期间如出现任何不适都应及时就诊，以免延误病情。

158. 肺癌治疗后一定会扩散转移吗？

答：肺癌治疗后不一定会扩散转移。

评估肺癌治疗后是否扩散转移要综合多种情况，如果肺癌手术治疗后患者体质虚弱，免疫力低下，饮食情况差，就容易导致癌细胞扩散，出现远处转移。肺癌的转移有4种途径：

（1）局部直接蔓延：肿瘤沿着支气管壁向管腔内生长，还可以向肺内或者其邻近组织器官内生长，如血管、心脏、胸膜和其他肺叶。

（2）淋巴结转移：转移部位出现淋巴结肿大，如肺门、隆突下、纵隔、气管旁、锁骨上、颈部淋巴结等。

（3）血道转移：通过血液循环转移到全身各处，如肝、骨骼、脑、肾上腺等。

（4）气道播散：通过器官扩散植入同侧或对侧其他肺段或肺叶，形成新病灶。

159. 肺癌扩散转移后有哪些表现?

答:肺癌扩散转移后的临床表现根据转移部位的不同而有所差异。

(1) 骨转移,表现为转移部位疼痛,呈持续性疼痛,夜间加重,并可能出现病理性骨折,脊柱、椎体转移可能有截肢瘫痪的风险。

(2) 脑转移,可表现为剧烈头痛、头晕、恶心、呕吐、高血压、视盘水肿、失语、癫痫发作等颅内占位症状。

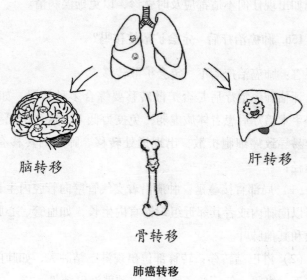

脑转移　　　骨转移　　　肝转移

肺癌转移

(3) 淋巴结转移,可表现为颈部、腋窝、腘窝等处浅表淋巴结肿大等。

(4) 肝转移,可出现上腹包块、腹水、食欲下降、厌油厌食、黄疸、低蛋白血症、转氨酶升高、皮肤瘙痒等。

(5) 肿瘤扩散至颈部或面部神经,可出现霍纳综合征,表现为眼睑下垂、瞳孔缩小、患侧少汗或无汗等。

（6）肿瘤扩散至食管，可出现吞咽梗阻感，进行性吞咽困难等症状。

（7）肾上腺转移，可出现严重的腹痛、乏力、低血压及肾功能衰竭等。

160. 哪些因素影响肺癌的复发、转移？

答：影响肺癌复发转移的因素较多。

（1）肿瘤大小。肿瘤的大小是肿瘤分期中最重要的指标之一。早期肺癌肿块小，随着肿块长大，复发转移的概率就高。如ⅠB期肺癌，3～4 cm的肿瘤，复发的概率相对较高。

（2）分化程度。分化程度包括高、中、低分化，低分化者容易复发转移。如肺腺癌，其实体型和微乳头型为低分化，具有较高的复发转移风险，尤其是微乳头型，是预后严重不良的指标，在原发病灶较小时就易出现淋巴管癌栓，也易出现早期的远处转移。

（3）胸膜侵犯。按照TNM分期，无论病灶多小，只要有胸膜侵犯，就属于ⅠB期，而胸膜侵犯是肺癌复发转移的高危因素。

（4）Ki－67表达。Ki－67也称增殖指数，代表细胞增殖的活跃程度。Ki－67的阳性率越高，细胞增殖越活跃，恶性度也越高，容易出现复发转移。

（5）有无气腔内播散。气腔内播散（STAS），是指在肺癌除病灶之外的周围肺泡腔内存在癌细胞，是最新确认的一种肺癌的扩散方式。STAS会影响ⅠA期肺癌患者的预后。

（6）脉管有无癌栓。脉管内见癌栓，表示癌细胞已进入血液循环，即使是早期肺癌，伴有脉管癌栓，术后也易出现复发转移。

（7）基因类型。TP53 和（或）KRAS 基因突变是早期肺腺癌患者术后的一个独立的不良预后因素，尤其是以实性生长为主的浸润性腺癌，更易出现复发转移。

161. 肺癌复发转移的中医病因病机是什么?

答：肺癌是一种全身性疾病，手术只能切除肿瘤，而残存在体内的以循环肿瘤细胞、肿瘤干细胞为代表的肿瘤细胞无法被医学检测仪器所发现。残存的肿瘤细胞就像"种子"一样在体内寻找合适的土壤，一旦人体免疫力下降，正气亏虚，肿瘤细胞就能在正气虚弱的地方找到合适的土壤，并扎根、萌芽，进而形成术后转移瘤。

中医学认为："正气存内，邪不可干；邪之所存，其气必虚。"正气，相当于强大的免疫力；邪气，相当于残存的肿瘤细胞。如果正气强盛，免疫力正常，则可抵抗邪气，残存的肿瘤细胞无以复发转移；如果正气亏虚，无法抵抗邪气，则邪气侵袭亏虚之处，从而发生复发转移。肺癌复发转移的基本中医病机为正虚毒瘀，以正气亏虚为本，痰湿瘀毒为标。肺癌经手术、放化疗等方法治疗后，正气亏虚，余毒留滞，痰瘀蓄积而致癌细胞复发转移。邪毒流注于肝而成肝积，流注于骨而成骨岩，流注于脑而成脑积，流注于经络而成瘰疬，等等。流注的部位不同，所产生的症状各异。总之，正气亏虚是复发的先决条件，余毒未清是其关键因素。因此，治疗后的肺癌患者需运用中药扶助正气，祛除邪气，调节阴阳。

162. 淋巴结肿大表示肺癌转移吗？

答：淋巴结肿大不一定表示肿瘤转移，也可见于急慢性炎症。

急慢性炎症引起的淋巴结肿大，表现为局部淋巴结肿大，直径一般不超过 3 cm，质地软、有压痛、表面光滑、无粘连。常见于急性化脓性扁桃体炎、上呼吸道感染、口腔炎、结核、真菌感染等。炎症引起的淋巴结肿大经过抗感染治疗后会明显消退。

肿瘤引起的淋巴结肿大常见于颈部、腋窝、锁骨上窝或腹股沟等处，多质地坚硬，初起为单发、无疼痛。随着肿瘤进展，可侵及周围其他组织，不可推动，晚期可发生坏死，并出现溃疡、感染，甚至出血。肿瘤引起的淋巴结肿大提示肿瘤已进入进展期。

163. 肺癌患者会出现脑转移吗？

答：肺癌如果发展快速，容易发生脑转移。

在肺癌进展过程中，脑转移的发生率为 30%～50%，而脑转移不及时治疗，则患者生存期仅 3 个月左右。脑转移包括脑实质转移和脑膜转移。

（1）脑实质转移。主要表现出颅内高压症状和局灶症状。颅内高压主要表现为头痛、呕吐、视神经盘水肿，还可能出现复视、视力减退、意识障碍、二便失禁、高血压等。局灶症状包括：额叶占位症状（性情改变、反应迟钝、癫痫发作等），顶叶占位症状（感觉障碍等），丘脑占位（病灶对侧感觉缺失、对侧不自主运动等），小脑占位（爆破性语言、眼球震颤、患侧肢体协调动作障碍、腱反射迟钝等），脑干占位（偏瘫、偏麻等）。

（2）脑膜转移。主要表现出脑膜刺激征（头痛、呕吐、颈项强直、癫痫发作等），颅神经受累（视力下降、复视、面部麻木、发音困难等），颅内高压（头痛、呕吐、视神经盘水肿），脊膜播散导致脊神经根刺激（神经根性疼痛、节段性感觉缺损、肢体麻木等）。

脑转移的治疗需根据患者的具体临床表现进行相应治疗。如脑转移颅内高压，应紧急脱水、利尿以降低颅内压。若内科药物治疗疗效欠佳，则应行开颅减压术。症状缓解后应积极治疗脑转移病灶，常见治疗方案有放疗、化疗及靶向治疗等。

164. 晚期肺癌患者会出现骨转移吗？

答：晚期肺癌患者可能会出现骨转移。

骨骼是恶性肿瘤最常见的转移和受累的部位。骨转移的好发部位为脊柱和躯干骨近端，最常见的部位是胸椎及腰椎。主要表现为骨转移病灶侵犯骨膜神经引起严重的疼痛及病理性骨折、高钙血症、脊髓压迫或神经根压迫等，甚则压迫脊髓导致截瘫。大多是因为恶性肿瘤在骨内生长，并伴随着周围神经的侵入、压迫，炎性因子和肿瘤因子的释放及细胞信号通路等的改变，从而发生骨转移性病变。在肺癌发展进程中，有 10% ~ 15% 的患者会出现骨转移，部分患者以骨转移为首发症状。

肺癌骨转移的治疗目标是缓解症状、提高生活质量、延长生存期、预防或延缓病理性骨折。综合治疗模式包括：原发病灶治疗（手术、放化疗、分子靶向治疗、免疫治疗等），骨转移病灶姑息性放疗、药物止痛和心理治疗。

165. 肺癌患者的疼痛是转移的表现吗?

答:肺癌患者的疼痛不一定是转移的表现。

癌痛,即癌性疼痛,是疼痛部位需要修复或调节的信息传到神经中枢后引起的感觉,即肿瘤本身或肿瘤治疗方法侵犯感觉神经系统而造成的疼痛,是晚期癌症患者的主要痛苦之一。癌性疼痛的原因可分三类:肿瘤直接引起的疼痛,约占88%;肿瘤治疗引起的疼痛,如手术、放化疗药物等,约占11%;肿瘤间接引起的疼痛,约占1%。肺癌术后患者,如果出现疼痛就要高度警惕肿瘤复发转移的可能。

(1)骨骼转移性癌痛:骨转移性癌痛是癌症最为复杂难治的病变之一。其开始表现为一种钝性、持续性的疼痛,随着病情进展,将出现自发性和骨骼活动引起的疼痛。

(2)胸膜转移性癌痛:表现为胸痛,且疼痛随呼吸运动而加重。

(3)腰椎转移性癌痛:表现为腰痛,腰椎活动受限。

(4)颈椎转移性癌痛:表现为颈痛,颈部僵硬,伴上肢麻木疼痛等。

(5)癌细胞侵犯大血管或高凝状态形成栓塞性癌痛:表现为胸痛,如心肌梗死,表现为剧烈胸痛伴濒死感,甚至休克;肺栓塞则表现为胸痛、气促、呼吸困难、大汗淋漓等。

166. 肺癌患者的癌痛,忍一忍会减轻吗?

答:很多肺癌患者因为害怕止痛药的成瘾性与毒副作用,或者缺乏止痛意识而下意识地选择忍耐,这是不可取的。疼痛并不会因为忍耐而减轻。

癌性疼痛的原因主要如下。

（1）肿瘤相关性疼痛。

①骨转移性疼痛：肿瘤侵犯骨骼引起的疼痛。

②内脏痛：肿瘤侵犯内脏器官引起的疼痛，如胸痛、腹痛、腰痛等。

③神经病理性疼痛：此类疼痛主要是由神经系统受到肿瘤侵袭或压迫所致，单纯应用常规镇痛药效果不佳。

（2）抗肿瘤治疗相关性疼痛。因手术、创伤性检查、放化疗等引起的疼痛。

（3）其他。并发症等非肿瘤因素所致的疼痛。

绝大多数的癌痛是由肿瘤所致，这一诱因持续存在，因而疼痛会反复发生，甚至持续加重，绝非"忍一忍"就能解决的。相反，长期的癌痛不仅会导致身体痛觉过敏，使疼痛程度加重，并且会影响患者的食欲、睡眠、机体代谢和免疫力等，甚至使患者失去治疗和生存的信心。比如爆发痛，平时具有基础疼痛，在镇痛药物充分应用的前提下，因某种触发因素而引起剧烈疼痛。爆发痛患者多有慢性疼痛病史，由一系列不同性质的疼痛组成，病情复杂，患者往往难以忍受，疼痛不易控制。因此，需要进行止痛治疗，以缓解患者的痛苦，提高生活质量。

167. 何为三阶梯止痛原则？

答：对于癌性疼痛的治疗，首先要明确疼痛的原因、性质、部位、影响因素、强度，根据上述因素来制订止痛方案。临床常用的是"三阶梯止痛原则"，即按疼痛程度将癌痛分为轻、中、重三个阶梯，根据三个阶梯适当地选择止痛药。轻度疼痛：主要应用解热镇痛药（如对乙酰氨基酚、塞来昔布等）；中度疼痛：选用弱阿片类药物（如曲马多、布桂嗪等）；重度疼痛：使用强阿片类药物（如羟考酮、芬太尼、吗啡等）。其给药原则为：口服给药；按阶梯给药；按时给药；个体化给药；严密观察患者用药后的变化。

168. 吗啡会成瘾吗?

答：肺癌患者长期使用吗啡能成瘾，但成瘾性较低。一般来说，在专科医师指导下用药，罕见出现。

吗啡最早从罂粟中提纯获得，其强大的止痛、镇静效果在癌痛治疗中发挥了重要作用。吗啡能够引起精神上的欣快感，服用后出现心理满足感，因此长期不规范地使用吗啡容易导致患者成瘾，出现一定的依赖性。吗啡成瘾可能有以下表现：失去控制、过量应用药物、强迫应用药物、明知有危害仍然不择手段地寻找药物，以及人格和情绪发生改变。一旦吗啡成瘾，再服用吗啡，不仅难以缓解疼痛，还会出现各种异常行为。因此，需要预防吗啡成瘾。

预防吗啡成瘾，首先要注意吗啡剂型的选择。口服吗啡的患者一般不会产生成瘾性，而针剂相对于口服制剂易于成瘾，因此临床上首选口服制剂。其次，口服剂型中即释片的成瘾性高于控释剂，因此，为避免成瘾可首选吗啡控释片等口服长效制剂。无论选择何种剂型，一定要在医师指导下应用，不可自己盲目使用，亦不可随意停药。癌痛患者服用控释片或者缓释片，药物进入体内后会慢慢释放出药量，所以用药的时间必须规律，不可等到疼痛之时才用药。另外，中药亦可以缓解癌痛。临床常选用延胡索等止痛，以及乳香、没药等药物通经活络止痛。还可选用中医外治法缓解癌痛，如中药膏剂外敷（蟾龙镇痛膏）、中医定向透药、中药硬膏热贴、针刺、艾灸等。研究显示，中医外治法与西医止痛药联合治疗癌痛，不仅能减少止痛药的用量，还能减少止痛药的毒副作用，降低或消除成瘾性。

169. 水液潴留体内表示肺癌转移吗？

答：正常人体体液的含量、分布、组成和代谢都保持着相对稳定，这对维持正常的生理功能十分重要。引起水钠潴留的疾病有很多，如高血压、肝肾功能不全、心力衰竭、肿瘤转移等。肺癌患者常因肿瘤侵犯转移致毛细血管增加及淋巴管、血管回流受阻，或副癌综合征使肾素-血管紧张素-醛固酮系统激活导致水钠潴留，加上肿瘤消耗大量营养而导致低蛋白血症，从而引起胸腹腔积液、四肢颜面水肿、少尿或无尿等水钠潴留的表现。因此，当肺癌患者出现不明原因的肢体水肿、腹胀如鼓、气促气急等症状时，应考虑肿瘤是否为复发转移导致水钠潴留所引起。水钠潴留的治疗方案主要有：利尿（排钠排水）、纠正低蛋白血症、纠正电解质紊乱及抽液（胸腹水引流）等。

170. 肺癌发生复发转移后，需要调整治疗方案吗？

答：肺癌发生复发转移后，需要调整治疗方案。

（1）肺癌手术后复发，应采用晚期一线抗肿瘤治疗。

（2）单个病灶复发或转移，可考虑外科手术、放疗或介入治疗等局部治疗，以控制单个复发或转移病灶。

（3）双肺多发复发或全身多发转移，则以全身抗肿瘤治疗为主，即以某一方法为主的综合治疗。

（4）肺癌患者根治术后完成了全身辅助治疗，且复发时间距离末次辅助治疗时间＞1年，再次复发时可考虑使用原方案治疗。若复发时间距离末次辅助治疗时间＜1年，则考虑更换其他一线方案或二线方案治疗。

（5）无论采用何种方法，都可以配合中医药治疗，以改善症状，提高机体免疫力。其与西医联合治疗，能起到增效减毒的作用，在预防复发转移的治疗中发挥了重要作用。

171. 肺癌的复发、转移可以预防吗？

答：肺癌的复发、转移是可以预防的。

（1）密切监测病情。肺癌患者术后不可掉以轻心，需要定期监测各项指标，包括血液检测、影像学检测等。

（2）提高免疫力。人体内的免疫细胞是监视、防御癌细胞的最佳武器。手术、放化疗会损伤免疫细胞，因此，通过食疗、中药、胸腺肽类药物等方法可以提高免疫力。

（3）调节肠道菌群。调节肠道药物通过调节肠道微生态而增强抗癌药的疗效。调节肠道菌群已成为提高疗效并降低其毒副作用的新靶标。

（4）调节饮食、心理，适当运动锻炼。在病魔面前，谁能遵循科学的防治原则，努力适应新环境，及时调整好心态，树立必胜的信心，谁就能获得生存与康复的希望。乐观的心态、科学规律的饮食、适当的运动锻炼，能提高机体免疫力，从而预防肺癌的复发、转移。

172. 肺癌复发、转移后对患者的生存期有何影响？

答：癌细胞的复发、转移是影响预后的关键因素。对于肺癌患者来说，一旦出现局部或远处转移，即被判定为临床Ⅳ期，其预后较差。远处转移既是影响肿瘤患者预后的关键因素，也是导致治疗失败和死亡的首要原因。早期肺癌（Ⅰ、Ⅱ期）患者5年生存率为53%~92%，而中晚期（Ⅲ、Ⅳ期）患者的5年生存率为0~36%。

第七章

肺癌的康复管理

173. 什么是肺癌患者的康复管理?

答：康复，即指患者的身心功能、职业能力、社会生活能力的恢复。肺癌患者的康复管理，主要是帮助肺癌患者在身体功能、精神及职业上进行健康恢复的管理工作，其目的是使患者恢复到原来的正常状态或最大限度地恢复生活和劳动能力。肺癌患者康复管理的范围比较大，涉及环境、工作生活、心理、药膳食疗、运动、护理、中医理疗及对症处理等多个方面，是一个综合干预的过程，需要医师、患者、家属、朋友、同事等各个社会人士的共同参与，且宜早不宜晚，应贯穿于肺癌患者诊治的整个过程。临床应根据患者的自身疾病特点来选择适合的康复管理措施。科学合理的康复管理方案，有助于肺癌患者的防治与康复。

174. 肺癌患者康复管理的目标是什么?

答：康复管理的目标是不仅要"治"，也要"管"。
其目标主要如下。
（1）提高疗效，防复发转移。临床上经过手术、放疗、化疗、靶向治疗或免疫治疗后，可缩小或清除肿瘤，再配合科学合理的康复计划，有利于稳定病情，防止肿瘤复发或转移。

（2）改善生活质量，延长生存期。通过配合中药治疗、心理调节、膳食调理、家庭护理、运动锻炼等康复管理方式，有助于减轻患者的身心痛苦，提高其免疫力，改善其生活质量，延长生存期。

（3）回归社会，实现带瘤生存。经过临床治疗后，患者体质恢复，器官功能改善，此时不仅要让患者活着，更是要让患者回归家庭和社会，承担起相应的责任，完成自己所扮演的社会角色，并由此享受家庭与社会带来的幸福与美好。因此，通过各种途径实现"带瘤生存"是完全有可能的。

（4）精神支持，临终关怀。对肺癌患者，尤其临终之际的患者，给予生理、心理、精神、社会等多方面的照顾与关爱，能使其精神愉悦，心态平和，从而坦然地面对一切。

175. 什么是肺癌的"带瘤生存"？

答："带瘤生存"，指的是患者经过全身有效的抗癌治疗后，常见症状消失，瘤体局部缩小，癌细胞不再扩散，病情稳定并趋于好转，肿瘤没有完全消除或无法完全消除，长期存在于体内，伴随终生。"带瘤生存"的目的在于通过治疗肿瘤，或者提高机体免疫力，使癌细胞处于"静止"或"休眠"的状态，以期获得最好的生活质量和最长的生存期。"带瘤生存"的患者一般状况良好，可独立工作和生活。临床可以通过中西医抗肿瘤治疗、对症支持治疗，以及康复管理等综合治疗，达到"带瘤生存"的目的。

176. 肺癌手术前要做哪些准备?

答:肺癌患者手术前需要做心理和生理两个方面的准备。

(1) 心理方面:主要为医师告知和家庭支持。医师及时与患者沟通,使患者正视现实,减轻其对手术的顾虑,树立患者的信心;家人给予关心和理解,使患者放心、安心。同时,患者需要保持充足的休息和平静的心情,手术前达到心态平和,消除不良情绪,积极配合医师,以最佳的身心状态接受手术治疗。

(2) 生理方面:主要为医师与护士完成,需要患者与家属的积极配合。

①戒烟:戒烟2周以上,家属要起到监督作用,积极鼓励患者戒烟,为其创造条件戒烟。

②呼吸训练:患者取坐位或者半卧位,全身放松,深吸气,然后缓慢将气呼出,可以进行吹气球训练。

③咳嗽练习:患者取坐位或半卧位,肩放松,上身前倾,深呼吸2~3次后尽可能深吸一口气,屏住呼吸1~2秒,将嘴与喉咙同时打开,用胸腹的力量作最大咳嗽,咳嗽的声音从胸部震动而出。

④练习床上大小便,提前适应,以免术后因排便姿势改变而影响大小便的排出。

⑤禁食禁饮:全麻手术需术前12小时开始禁食,术前4小时开始禁饮。

⑥合并其他疾病:稳定血压、血糖,积极治疗其他合并病。

⑦肺癌女性患者月经干净:经期抵抗力较弱,不能使

用抗凝药物，凝血功能异常影响手术实施。

⑧术前准备：插导尿管，脱去内衣内裤，穿上病号服，取下眼镜、首饰、假牙、发卡、手表、手机等物品，交予家属保管。

上述方治需在医师指导下进行。

177. 肺癌患者手术后如何康复？

答：肺癌手术后的康复主要包括心理康复、体能康复、肺功能康复、肺癌术后的饮食护理等方面。

（1）心理康复：乐观是战胜困难和疾病的良药，治疗肺癌既要靠医师，更要靠自己。医师多给予鼓励。家属多给予陪伴和安慰。根据实际情况提前告知患者术后可能出现的并发症，同时家属应配合医师积极处理术后并发症。

（2）体能康复：在没有其他特殊情况下，肺癌术后第一天应在他人的协助下下床小坐，逐渐增加活动量。每日的活动量应以不引起疼痛和疲倦为度。但如果术后体力较差，不能下床时，也可在床上做肢体运动和翻身动作，以恢复体力、预防褥疮。

（3）肺功能康复：术后可以每天做有效咳嗽和深呼吸训练3~4次（方法同术前），以保证呼吸道的通畅。可以进行吹气球，以锻炼呼吸功能。

（4）饮食护理：戒烟、避免刺激性饮食；饮食以清淡、细软、易消化吸收为主；保证营养均衡；术后不能自己进食的患者，由医师安排输液补充能量或使用医用胃肠营养液。

（5）术后并发症处理：术后出现疼痛、切口发红、肿胀、流血、流脓、胸痛、发热等并发症，要及时与医师沟通以及时进行处理，术后出现咳嗽或干咳、气促、气喘等症状，可以采用中医药调理，化痰平喘，扶正抗癌。

上述方法需在医师指导下进行。

178. 肺癌患者会出现营养不良吗?

答：肺癌患者到了中晚期会出现不同程度的营养不良。其临床表现如下。

（1）头发干燥、变细、易断、脱发，可能是缺乏蛋白质、必需脂肪酸、锌等导致。

（2）鼻部脂溢性皮炎，可能是缺乏烟酸、维生素 B_2、维生素 B_6 等导致。

（3）干眼病、夜盲症、眼睑炎，可能是缺乏维生素 A、维生素 B_2、维生素 B_6 等。

（4）舌炎、舌裂、舌水肿，可能是缺乏维生素 B_2、维生素 B_6、维生素 B_{12}、叶酸、烟酸等导致。

（5）龋齿，可能是缺乏氟及放疗损伤加重等导致。

（6）口腔齿龈出血、肿大、味觉减退与改变、口角炎、干裂，可能是缺乏维生素 C、锌、维生素 B_2、烟酸等导致。

（7）甲状腺肿大，可能是缺乏碘或免疫治疗等导致。

（8）杵状指、指甲变薄，可能是慢性缺乏氧等导致。

（9）皮肤干燥、粗糙、过度角化、有瘀斑、伤口不愈合、阴囊及外阴湿疹、癞皮病皮疹，可能是缺乏维生素 A、必需脂肪酸、维生素 C、维生素 K、锌、蛋白质、维生素 C、维生素 B_2、烟酸等导致。

（10）佝偻病体征、骨质疏松，可能是骨转移或缺乏维生素 D、钙等导致。

（11）肢体感觉异常或丧失、运动无力，可能是缺乏维

生素 B_{12} 等导致。

（12）消瘦、肌肉萎缩，可能是进食少，消化功能异常或缺乏蛋白质、能量导致。

179. 肺癌患者出现营养不良的原因有哪些？

答：肺癌患者出现营养不良的原因是多方面的。

（1）恶性肿瘤直接损害身体。恶性肿瘤组织比正常组织代谢旺盛，如肿瘤组织的核酸、蛋白质、糖类及酶等物质代谢旺盛，为癌细胞本身的增长提供了必需的物质基础。恶性肿瘤组织的快速繁殖，消耗了蛋白质和能量，大肆掠夺机体营养，从而使人体在短时间内变得消瘦、虚弱。

（2）食物摄入不足使营养失去源头。肺癌患者因肿瘤本身，抗肿瘤治疗（放化疗），焦虑、恐惧、绝望等不良情绪以及疼痛等刺激，引起食欲下降，甚至味觉、嗅觉异常，患者进食少，吸收差，导致营养不良。

（3）营养物质代谢异常。糖类、脂类、蛋白质、维生素、无机盐、水和纤维素是人体生命所需的七大营养物质。肿瘤细胞对糖的消耗增多；同时，体内的脂肪和蛋白质过度分解，人体表现为消瘦和虚弱。

（4）营养物质丢失。各种白细胞、血小板减少及贫血等原因导致营养物质丢失，如手术导致的出血，放化疗引起恶心、呕吐等消化道不良反应，以及胸腔积液、腹腔积液等，均可能导致营养丢失。

因此，对于肺癌患者，需要进行营养状况评定，确定营养不良的原因，评估营养不良所致的危害，及时采取有效措施进行防治。

180. 如何评估肺癌患者的营养状况？

答：评估肺癌患者营养状况常用的指标有：体重、肱三头肌皮肤褶皱厚度、上臂肌围、握力测定、内脏白蛋白测定、淋巴细胞计数、氮平衡测定、肌酐－身高指数等。

（1）膳食情况。根据患者的膳食摄入量、膳食结构及饮食习惯等进行判断。

（2）测量指标。

①体重。如果1周内体重减轻1%～2%、1个月内体重减轻5%、3个月内体重减轻7.5%、6个月内体重减轻10%者，视为中度体重减轻。如果1周内体重减轻>2%、1个月内体重减轻>5%、3个月内体重减轻>7.5%、6个月内体重减轻>10%者，则为重度体重减轻。

②体重指数（BMI）。正常人的BMI为18.5～23.9kg/m²。如果＜18.5kg/m²，则说明体重低。BMI＝体重（kg）／身高（m²）。

③皮褶厚度。通过测量身体某部分的皮褶厚度评价营养状况。

④围度。通过测量胸围、上臂围、上臂肌围、腰臀围等指标观察蛋白质消耗情况。

⑤握力。通过检测手的握力情况，观察患者上肢肌力情况，间接体现机体营养状况的情况。

（3）实验室检查。实验室指标主要是检查机体的蛋白情况。包括抽血检查血浆蛋白（包括白蛋白、球蛋白、纤维蛋白原等）；氮平衡；肌酐－身高指数；3－甲基组氨酸以及免疫指标（常采用总淋巴细胞计数）等。

（4）体格检查。WHO专家委员会建议从患者的头发、面色、眼、唇、舌、齿、龈、皮肤、指甲、水肿、心血管系统、消化系统、神经系统等几方面进行监测与检查。

（5）其他。还包括患者的发病情况与治疗方法，以及饮食生活方面的不良习惯等。

181. 肺癌患者的营养不良状况需要纠正吗？

答：临床需要及时纠正肺癌患者的营养不良状况。

合理的营养干预是肺癌患者治疗和康复的有力支持。由于肺癌本身代谢旺盛，需要大量营养，加之放化疗、靶向治疗的不良反应，机体逐渐出现营养不良状况。而不良的营养状况会导致机体消瘦，出现贫血、低蛋白血症等各种并发症，长此以往，机体器官出现衰竭，这不利于肺癌的治疗。因此，在积极的抗癌治疗阶段，需要通过改善营养状态来改善器官功能、免疫状态，减少放化疗或药物的不良反应，增强疗效。并改善患者预后，保障患者的日常生活，改善生活质量。

182. 肺癌患者需要使用蛋白质、氨基酸补充营养吗？

答：肺癌患者是否需要补充蛋白质和氨基酸，要根据患者的营养状况及耐受程度来决定。

蛋白质和氨基酸在人的生长发育、免疫防御、损伤修复等方面起着重要作用。白蛋白、氨基酸又是肿瘤增大的营养物质。肿瘤患者对氨基酸的需求量较正常人大，尤其是化疗期，需求量更大。因此，肺癌患者，尤其是中晚期肺癌患者，可以酌情补充蛋白质与氨基酸。白蛋白主要用于脑水肿及损伤引起的颅压升高，肝硬化、肝功能严重受损及肾病引起的水肿或腹水、低蛋白血症等，但是禁用于严重过敏史、高血压病、急性心脏病、正常血容量及高血容量的心力衰竭、严重贫血，肾功能不全等。对于以肾毒性较强方案化疗的肺癌患者，不适合输注人体白蛋白。

183. 肺癌患者如何加强营养？

答：肺癌患者的饮食一般根据病情来进行。

（1）选择合适的给养途径。营养补充途径包括口服、管喂、胃造瘘和静脉营养支持。

（2）合理饮食。患者应选择性地摄入蛋白质、碳水化合物、维生素、矿物质及微量元素等以保持膳食平衡。

（3）饮食易消化。肺癌患者尤其是放化疗的患者常出现食欲减退、恶心、腹胀等消化道症状，故应进食易消化食物，如面条、燕麦、小米粥、低糖鲜果汁等。

（4）增加蛋白质。肺癌患者应适当食用富含优质蛋白质的食物，如瘦肉、蛋类、豆类、奶类等，以提高蛋白含量，防止蛋白丢失。

（5）控制脂肪。肺癌患者应根据自身实际情况进食易于消化吸收的脂肪、甜食，如蜂蜜、蜂王浆、植物油等，控制高糖、高脂、高蛋白等食物。

（6）补充维生素。维生素 A、维生素 C、维生素 E、维生素 K 等都有一定的抗肿瘤作用，因此患者应多吃胡萝卜、菜花、黄花菜、白菜、无花果、红枣、萝卜、芦笋、苹果、乌梅、猕猴桃等富含维生素的食物。

（7）术前补充能量。术前应鼓励患者多吃高热量、高蛋白及富含维生素的食物，如谷类、瘦肉、鱼、虾、蛋、奶、豆制品、新鲜蔬菜、水果等。

（8）术后进补。手术后，肺癌患者多因伤及气血而致全身乏力、四肢酸软、纳差自汗等，故此时应以益气养血类食物为主补充营养。可选择食用鲫鱼、乌鸡、人参、桂圆、银耳等，除增加营养外，亦可常用西洋参以补气滋阴，增强免疫力。

（9）放化疗期间，饮食多以高热量、高维生素、高蛋白、清淡、易消化的高营养食物为主，如蛋类、鱼类、奶类，新鲜的蔬菜、水果等。

（10）合理忌口。食物切勿过凉、过热、过辛辣、过油腻，忌食坚硬及燥热伤阴之品。

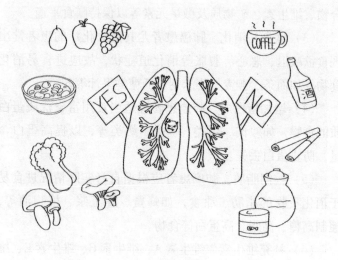

肺癌饮食

184. 什么是普食？

答：肺癌患者，尤其是经过手术、放化疗等治疗方法后，可能会导致营养丢失。因此，要及时改善肺癌患者的营养状况，合理、科学地进行饮食调理。膳食种类主要为四种：普食、软食、半流质食物、流质食物。所谓普食，就是和健康人平时饮食内容基本相同的饮食，适用于病情稳定，无吞咽及消化功能障碍的患者。普食需要品种多样化，合理分配早中晚餐，每餐保持一定量的能量、蛋白质、脂肪、碳水化合物、维生素的摄入。

185. 什么是软食？

答：软食，是一种软质，容易咀嚼和吞咽，比普食易消化的膳食。适用于消化功能较弱、牙齿不能较好咀嚼以及老年患者。软食应细软、易咀嚼消化，少用含膳食纤维和动物肌纤维的食物，或切碎煮烂后食用。进行软食的患者要注意补充维生素或矿物质，多补充菜汁、苹果汁等。下面介绍几种肺癌患者可选用的软食品种。

（1）粮食类。烂饭、馒头、包子、饺子、各种蒸食、面条、馄饨和各种粥类。

（2）肉类。纤维含量少、比较细嫩的肉类，如瘦肉，要切碎制软或制成肉丸、肉饼和肉末等；含肌纤维较短的鱼类、禽类，可制成红烧鱼、清蒸鱼、鱼片和烩鸡丝等。

（3）蛋类。制作时可用煮和蒸等方法，应尽量避免高温油煎炸。

（4）蔬菜类。要选用粗纤维较少的蔬菜，如胡萝卜、南瓜、冬瓜、芋头和土豆等。

（5）豆类。可制作成豆浆、豆腐和豆腐丝等。

（6）水果类。可选用加工的水果制品，如去皮煮过的水果、温热的水果、熟香蕉、果汁等。

186. 什么是半流质食物？

答：半流质食物，是一种比较稀，易咀嚼和消化，介于软食和流质食间的膳食，比如稀粥。适用于发热、食欲缺乏、咀嚼或吞咽困难和消化功能尚可的患者。半流质膳食仅作为过渡膳食。此外，手术前亦可采用半流质膳食。进食半流质膳食时宜少量多餐，每日可进餐 5~6 次，每次量少；主食定量，不宜过量，以减轻消化器官的负担。应保证营养成分充足，维持营养平衡。若患者需要长时间食用半流质膳食，适当食用含有高热能、高蛋白和丰富的维生素。下面介绍几种肺癌患者可选用的半流质食物品种。

（1）粮食类。各种粥类：白米粥、肉末粥、虾仁末碎菜粥、碎鸡肉粥、豆沙粥和枣泥粥等。

（2）面食类。如面条、面片、馄饨、面包、蜂糕和松软的蒸食等。

（3）蛋类。蒸蛋羹、蛋花汤、蒸嫩鸡蛋和蛋糕等。

（4）奶类。牛奶、可可牛奶、奶酪、酸奶等。

（5）豆类。豆浆、豆腐汤、鸡蛋烩豆腐等。

（6）水果类。鲜果汁、果泥、西瓜和熟香蕉等；若条件允许也可酌情使用温热的水果、去皮煮过的水果等。

（7）蔬菜类。菜汤、菜泥和番茄汁等；亦可将少量软碎菜叶加入汤面和粥中食用。

（8）肉类。各种肉汤、鸡汤、嫩肉丝、熟鸡丝等。

187. 什么是流质食物？

答：流质食物，为流体状态，或在口内能融化为液体，比半流质膳食更易吞咽和消化的膳食。适用于高热、病情危重、无力咀嚼、消化功能减弱、食管狭窄和手术后患者。由静脉输液过渡到流质或半流质膳食之前，可先采用清流质膳食。流质膳食所提供的各种营养成分一般不能满足患者的正常需要，只能在短期内使用，若需较长时间食用时，要增加膳食中的热能、蛋白质、各种维生素和无机盐等。一切非流质固体食物、多纤维食物、油腻食物，以及含辛辣浓烈，加有调味品的食物等，均不适用于制备流质膳食。下面介绍几种肺癌患者可选用的流质食物。

（1）粮食类。各种米汤、麦片粥、藕粉等。

（2）蛋类。糖水或蜂蜜冲鸡蛋、豆浆冲鸡蛋、牛奶蛋羹等。

（3）奶类。牛奶及各种奶制品，如可可牛奶、麦乳精牛奶、巧克力牛奶、酸牛奶等。

（4）豆类。豆浆、过滤赤豆汤、过滤绿豆汤等。

（5）蔬菜类。番茄汁、鲜藕汁等。

（6）水果类。鲜果汁（梅、橙、西瓜、梨、葡萄等原汁）、果汁胶冻等。

（7）其他：淡茶等。

188. 什么是地中海饮食？

答：地中海饮食是以地中海地区居民的膳食结构为基础的饮食方式，以自然的营养物质为基础，是一种有利于健康的，简单、清淡及富含营养的特殊饮食方式。这种特殊的饮食结构强调多吃加工程度低，新鲜度高的当季和当地的新鲜蔬菜、水果、鱼、海鲜、豆类、坚果等；其次是食用各种天然谷类；提倡每天食用适量的奶酪、酸奶、禽肉和蛋；少食红肉；烹饪时使用橄榄油。有研究发现，该饮食方式可降低恶性肿瘤的发生风险，其天然产品如橄榄、葡萄、黑加仑、李子、石榴、十字花科蔬菜、西红柿、芦笋、大蒜、姜黄、姜、大豆、米糠等对癌症具有防治作用。

这些膳食方式影响癌症的发生发展，提高机体免疫功能并增强化疗药物作用。

189. 肺癌患者可以中药"进补"吗?

答:肺癌患者可以"进补"。

肺癌患者尤其是中晚期患者，体质较弱，需要"进补"。"进补"一般适用于免疫力低下、正气不足、处于康复期的患者，可增强机体免疫力，缓解不良反应，遏制肿瘤的生长与扩散。但是对于存在肝功能异常，消化功能差的肺癌患者，不能过度"进补"。选择食补还是药补，均应在医师指导下，根据患者的具体病情、个人体质及季节特点等，选择合适的进补时机及药物、食物，切忌贪多求快、急于求成。如果盲目给予大量滋腻性滋补食物，则会使患者难以吸收消化而造成营养障碍，从而加重病情。故肺癌患者尽量不要"大补"，谨慎食用羊肉、兔肉、狗肉等"红肉"及海参、鲍鱼、鳗鱼等海鲜之品，不可急于求成，需缓缓图之。

190. 肺癌患者如何中药"进补"?

答:"进补"是对人体所需要的营养成分进行补充的一种方法，包括食补与药补。"进补"常分为凉补、温补、平补、峻补。无论选用何种进补之品，均需要在医师指导下进行。

(1)凉补:凉补之品指性质寒凉、补而不腻之品，适用于身体虚弱、阴虚不足或气阴两虚者，症见口干舌燥、低热、潮热、手足心热、大便秘结、舌红少苔等。常用的寒凉补品有梨、菱角、生藕、蘑菇、香蕉、百合、西瓜、苦瓜、紫菜、海带、菊花、生地黄、白芍、桑椹、沙参、麦冬、玄参、石斛等。

（2）温补：温补之品指性质温热之品，适用于气虚阳虚，症见倦怠、乏力、肢冷、畏寒等。常用的温热补品有红枣、桂圆、杏仁、桃、杏、黄鳝、海虾、黄芪、白术、冬虫夏草等。

（3）平补：平补之品指性质以甘平为主、不寒不热、不腻不燥、补性平和且缓慢之品，适用于各种肺癌患者，尤其是气虚者，可长期选用。常用的平补之品有山药、薏苡仁、扁豆、莲子、芝麻、松子、核桃肉、燕窝、银耳、茯苓、山楂、枸杞子、女贞子、龟甲胶、阿胶、党参、太子参、甘草等。

（4）峻补：峻补之品指性质较热，补益作用峻急，疗效迅速之品，适用于元气暴脱、亡阴亡阳者。常用的峻补之品有人参、附子、肉桂、鹿茸等。使用峻补之品应掌握中病即止、康复则停的原则。阴虚内热者禁用。

191. 肺癌患者需要药膳养生吗?

答：肺癌患者需要药膳养生。

俗话说："医食同源""药食同宗"。在食物中加入某些中药，具有保健、防病、治病的作用，此即药膳养生。中医肿瘤药膳疗法是利用具有防癌、抗癌作用的食用植物和动物，或在食物中加入某些具有抗癌、防癌作用的中药，从而达到辅助治疗肿瘤的目的。正确运用药膳能改善患者的营养状况，增强机体免疫力，提高人体对抗癌药物不良反应的耐受，从而达到遏制癌细胞生长的目的；并能缓解症状，减少并发症，改善手术及放化疗等治疗方法引起的不良反应，从而提高生活质量，延长生存期，有利于疾病康复，还能预防肿瘤的复发和转移。药膳疗法具有辅助治疗作用，毒副作用小，选择多样，口感美味，使用方便等优势，适合肺癌患者。

192. 肺癌患者如何药膳养生？

答：肺癌患者的饮食调理尤为重要。一般情况下，饮食应以新鲜、干净、高蛋白、高维生素、低脂肪为原则，且要多样化、易消化、清淡、少油少盐。应多吃水果、蔬菜，以保证维生素、矿物质、微量元素和膳食纤维的供给。还可多食用可增强免疫功能，以及具有软坚散结作用的食物，如蜂蜜、蘑菇、马蹄、佛手、山楂等。忌用高脂、辛辣、酸麻、腌熏食品及烟酒、咖啡等。

现列举几种常见的食疗方，以下药膳方需要在医师指导下运用。

（1）黄芪参枣粥。生黄芪 60g，党参 30g，甘草 10g，粳米 100g，大枣 10 枚。将黄芪、党参、甘草煎浓汁取汁去渣。粳米洗净，加水与大枣同煮待成粥后，兑入药汁调匀，早晚服用。具有益气补血的功效，适用于气血不足，食欲较差的肺癌患者。

（2）桃仁粥：桃仁 15g，粳米 100g，清水适量。煮粥服用。具有活血通络、祛瘀止痛的功效，适用于肺癌气血瘀滞型。

（3）冰糖杏仁糊：甜杏仁 15g，苦杏仁 3g，粳米 50g，冰糖适量。将甜杏仁和苦杏仁用清水泡软去皮，捣烂加粳米、清水及冰糖煮成稠粥，隔日 1 次。具有润肺止咳、止咳平喘、润肠的功效，适用于早中期肺癌患者。

（4）瓜蒌薏米粥：全瓜蒌 15g，鱼腥草 30g，冬瓜子 15g，草河车 30g，薏苡仁 30g，白糖适量。先将全瓜蒌、冬瓜子、草河车煎汤，去渣后，加鱼腥草、薏苡仁煮粥，白糖调味服食。具有清肺化痰除热的功效，适用于肺郁痰热的肺癌患者。

（5）白及萝卜粥：白及、甜杏仁各 15g，白萝卜 50g，粳米 60g，白糖 20g。白及洗净切小块；甜杏仁去皮尖，白萝卜去皮，切成 4 cm 方形小块；粳米洗净。粳米、白及、甜杏仁、萝卜同放锅内，加水适量，武火烧沸，再用文火煮 30 分钟，加入白糖搅匀即成。具有养胃、润肺、止咳的功效，适用于阴虚肺癌患者。

（6）杷叶粥：枇杷叶 15g（鲜品 60g），粳米 100g，冰糖少许。先将枇杷叶用布包入煎，取浓汁去渣。或将新鲜枇杷叶，刷尽叶背面的绒毛，切细后煎汁去渣，入粳米煮粥。粥成后入冰糖少许，佐膳服用。具有清热止咳润肺的功效，适用于肺癌痰热患者。

（7）百合大米粥：百合 20g，大米 30g。百合洗净，切成小块状；大米洗净，小火慢煲。具有养阴清热的功效，适用于干咳、痰血、心中烦热的肺癌患者。

（8）甘蔗松子仁粥：甘蔗汁 500 毫升，松子仁 30g，糯米 50g。将糯米与松子仁洗净，加清水适量煮粥，然后加入甘蔗汁煮开后服用。具有清热生津、润燥止渴、补肺健脾的功效，适用于肺癌气阴不足者。

（9）银耳粥：银耳、甜杏仁各 10g，粳米 60g，冰糖 20g。将银耳发透，除去蒂根杂质，撕成小块；甜杏仁去皮尖，洗净，打成颗粒状；粳米洗净，冰糖打碎。将粳米放入锅内，加入银耳、甜杏仁和适量水，武火烧沸，再用文火煮 30 分钟，加入冰糖搅匀即成。具有润肺止咳、养胃止渴的功效，适用于阴虚肺癌患者。

（10）鸭肉粥：鸭肉适量切片，大米 100g，葱白三茎，同煮粥，食盐调味食用。具有滋阴补血、利水消肿的功效，适用于肺癌各期合并胸腔积液者。

（11）人参当归山药炖猪腰：猪腰子（肾）500g，人参 3g，当归 10g，山药 10g。用法：将猪腰子切开，剔去筋膜臊腺，洗净，放在锅内，加入人参、当归、山药，水适量，清炖至猪腰熟透，捞出猪腰，待冷，切成块或片，放在平盘上浇上酱油、醋、姜、蒜末，香油等调料即可食用。适用于肺癌放疗、化疗前后者。

（12）枸杞甲鱼汤：枸杞子 40g，猪瘦肉 150g，甲鱼 560g。将枸杞子洗净，猪瘦肉切细，甲鱼去内脏，切块。将上述原料放入锅内，加适量冷水烧熟，撒上盐调味，即可食用。适用于肺癌术后少气乏力者。

（13）胡萝卜红枣汤：胡萝卜 120g，大红枣 10 枚。以水 1000 毫升，煎汤 300 毫升，分 3 次服。适用于肺癌化疗后体虚贫血者。

193. 肺癌患者可以服用中药膏方吗？

答：肺癌患者可以服用中药膏方。

膏方又叫膏剂，属于中医学方法。膏方一般由 20 味及以上中药组成，是一种具有营养滋补和治疗预防综合作用的中成药。它是在大型复方汤剂的基础上，根据患者不同的体质、症状而确立的中药处方，经浓煎后掺入某些辅料而制成的一种稠厚状半流质或冻状药剂，具有扶正祛邪，固护胃气，提高疗效，缓解毒性，增强免疫力，改善症状，防止复发转移等作用。膏方的处方用药与汤剂一样，可以辨证施治。

（1）分期论治。早期患者以解毒散结为主，益气养血为辅；中期患者以补益气血为主，化瘀解毒为辅；后期患者以调理气血阴阳为主。

（2）手术阶段。患者以益气养血、滋阴温阳为主。

（3）放疗阶段。患者以清热解毒、活血通络、益气养阴为主。

（4）化疗阶段。患者以补益气血、健脾益肾为主。

膏方中除滋补类中药外，还可以根据患者的不同情况加入石见穿、石上柏、白花蛇舌草、山慈菇、七叶一枝花等具有抗癌作用的中药。对于消化道反应明显的患者，如恶心呕吐、腹泻腹胀等，暂时不用膏方，多以健脾和胃消食类中药汤剂为主，待消化道症状消失后再服用膏方。肺癌患者切不可私自服用膏方，要在正规医院配制膏方，在医师指导下服用，否则可能导致头晕、眼花、脱发、上火等一系列症状。

194. 如何促进肺癌患者的食欲?

答：部分肺癌患者食欲低下，此时应该提高食欲，防止营养不良。

（1）进行运动。餐前 30 分钟进行少量运动，锻炼10～15分钟，以松弛肌肉，缓解患者厌食情绪。

（2）改变饮食习惯。少吃多餐，每次进食量不要太多，每日 5～6 次。以患者能耐受、清淡易消化的食物为主。

（3）改制食物。注重食物的色泽、味道、外形及构成，并根据患者的喜好制作。还可在餐前喝一小杯酸性饮料以促进食欲。

（4）改善味觉。加重食物的味道，如把肉放入卤汁或甜酒中烹调食用。或者食用酸奶、花生酱等味道独特的食物。

（5）细嚼慢咽。对于食物吞咽、饮水困难的患者，应细嚼慢咽，或者食用软食、半流质食物。

（6）清洁口腔。每次用餐后注意漱口，保持口腔清洁。

（7）饮食丰富多样。饮食要清淡、富有营养，配合水果、新鲜蔬菜。

（8）保持良好的情绪。愉悦的心情有助于促进食欲。

（9）使用药物。可以使用促消化药物、益生菌等来改善食欲。

（10）"远离"食物。对于厌食的患者，在进食时，尽量不要将太多食物摆放在患者面前，尤其是一些含有油烟味与重气味的食物。

195. 肺癌患者需要"忌口"吗?

答：肺癌患者是需要忌口的。

（1）忌辛辣刺激性食物。辛辣刺激食物能加重肺癌患者的咳嗽症状。

（2）忌吸烟喝酒。烟酒会加重肺癌患者的病情，妨碍治疗，因而需要完全禁忌。

（3）忌暴饮暴食。定时定量、规律饮食，切不可暴饮暴食。

（4）忌烟熏烧烤。避免食用腌制、熏烤、烧焦、油炸及霉变、变质的食物。

（5）忌高脂肪食物。尽量低脂肪饮食，避免食用动物内脏、油脂高的食物。

（6）忌偏食。注意饮食的荤素搭配，营养均衡。

（7）忌寒凉食物、甜食。过多食用寒凉食物与甜食，会促进痰液滋生，可能加重肺癌患者的咳嗽、咳痰症状。

（8）忌不易消化的食物。肺癌患者尽量不要食用坚果、糯米加工品等不易消化的食物，保持肠道通畅。

（9）忌过度"进补"。肺癌患者每一阶段的身体状态、胃肠道功能不同，不可过度补充高蛋白、高能量食物及某些补品。

（10）忌食温阳类食物。肺癌患者禁食羊肉、狗肉、公鸡等具有温阳功效的食物。

（11）忌食"发物"。所谓"发物"，是指容易诱发某些疾病（尤其是旧病宿疾）或加重已发疾病的食物。主要包括：水产品（带鱼、鲤鱼、鳝鱼、蛤蜊、螃蟹、虾和海参等），畜肉类（羊肉、狗肉、驴肉、马肉等），以及蔬菜（韭菜、芹菜、香菜和茴香等）。

196. 肺癌患者能喝茶、咖啡、红酒吗？

答：肺癌患者可以喝少量的茶、红酒，但是不能喝咖啡。

茶叶中所含的某些成分具有抗肿瘤、抗氧化、缓解疲劳的作用。优质的红酒具有促进食欲、助消化、降血脂、软化血管、抗氧化的作用，可以清除体内蓄积的氧自由基，增强机体的免疫抗病能力。因此，肺癌患者可以适量饮用茶与红酒，但是不建议饮用大量浓茶与度数较高的红酒，这可能会因刺激机体而诱发某些症状或疾病。不建议肺癌患者饮用咖啡，咖啡中含有大量咖啡因，可能会促使机体过度兴奋，影响睡眠，甚至会加重病情，出现呼吸困难、胸闷、食欲不振、乏力等症状，不利于病情康复。

197. 肺癌患者放化疗后如何食疗？

答：大部分患者经放化疗后会产生不同程度的不良反应，其中消化道反应、放射性食管炎是较常见的不良反应。

（1）放化疗易损伤津液，常出现口干口苦及咽喉不适等症状，此时可食用滋阴生津、健脾开胃的食品，如山药、扁豆、荸荠、梨、冬瓜、葡萄、茭白、甜橙、鸡蛋、鹌鹑蛋等。建议寒凉水果温热后适量食用。

（2）吞咽疼痛、异物感、进食有梗阻感等放射性食管炎的患者进食时尽量要细嚼慢咽，以减少食管的疼痛感，如有梗阻感，疼痛严重，甚至影响进食，则需行药物处理。

（3）术后及放化疗后体质较弱，此时可食用益气健脾、养血解毒食品，如鱼汤、猪肝、鸡蛋、冬瓜、红枣、薏苡仁、山药、萝卜、莲藕、橘子、西红柿、黄豆芽等。

（4）对于胃肠道不良反应，饮食要清淡易于消化，且富有营养，少量多餐。腹胀腹泻者，禁食豆浆、牛奶等。严重呕吐不能进食者，则要注意营养不足的情况，需要补充葡萄糖与蛋白质。

（5）对于白细胞减少等骨髓抑制症状，可食用适量的营养素补充剂。

（6）切不可"大补"，并禁烟酒、油腻生冷、熏烤腌制等刺激性食物，以及不新鲜的食物，避免肠道感染与加重脏器负担。

（7）食用可减轻放化疗毒副作用的食物，如鹅血、桂圆、绿茶等。

（8）注意补充水分，促进化疗药物的毒性排出。

198. 肺癌患者可以服用保健品吗？

答：肺癌患者可以服用保健品。

肺癌患者同其他癌症患者一样，治疗之外可以通过保健品来加强营养，提高免疫力。保健品是可以服用的，但是需要根据保健品的药物成分、作用及患者体质来服用。目前，市场上的保健品繁多，而推销人员对抗癌保健品的作用难免夸大。因此，患者应在专科医师与营养师的指导下，根据患者的体质与病情选用合适的保健品，如人参、西洋参、冬虫夏草、燕窝、阿胶等，不可滥用。

199. 肺癌确诊后，患者会发生怎么的心理变化？

答：肺癌患者的心理，在确诊前主要表现为焦虑、恐惧等。确诊后的心理问题更加复杂，可概括为以下七个阶段。

（1）疑虑阶段。肺癌在确诊之前，患者易出现焦虑，对诊断表现出不安、猜疑、震惊，确诊后又持怀疑态度，反复求医检查，期望找到否定诊断的可能，逃避现实。此时家属应安抚其不安情绪，切不可在患者面前表现出紧张、悲伤等消极情绪，既不要当面谈论病情，也不要过度地给予鼓励和同情，以免给其带来心理压力。应积极配合医师，尽快确诊。

（2）惊恐阶段。当患者明确诊断后，惊恐万分，如大祸临头，难以接受事实。或者悲声痛哭，茶饭不思，逢人便询，以求证实。患者恐惧治疗，害怕疾病与死亡，牵挂家人，担心给家庭及社会带来负担。此时应给予患者关心与照顾，帮助患者面对现实，详细了解各种治疗方案的利弊，积极治疗。

（3）悲观阶段。患者确诊后，产生悲观失望的消极情绪，一方面留恋过去的人生，惦念放不下的人生问题。另一方面又急于安排、规划有限的人生，却很少去考虑疾病的治疗。患者心绪不安，事事失去兴趣，失望多于期待，死亡安排多于生还打算，最终放弃治疗，甚至想结束生命。此时，家属应多给予长期陪伴与关爱，防止其"做傻事"。

（4）认可阶段。患者承认生病的事实，并愿意接受治疗，并在经过一段时期的诊治后，逐渐适应了目前所处的现状，接受了自己是"癌症患者"的角色。由于对生活和工作有了一番安排，患者心情反而表现为平静，并对各种治疗寄予很大期望。此时，家属应多给予支持与鼓励，树立战胜病魔的信心。

（5）幻想阶段。患者接受了治疗，希望或认为自己的病情能得到彻底治愈。心情随着病情变化而变化，疗效好时心情好，疗效不好时情绪低落，但并不放弃治疗，继续积极寻找有效的治疗方法，甚至不科学地幻想，希望能得到偏方、秘方或神灵的救助。此时，家属应理智地思考肺癌的治疗手段及治疗效果，不可过于盲目相信偏方、秘方。

（6）绝望阶段。一些患者经过长期的多种方法的治疗后，疗效不显，加之体力消耗、经济负担、身心痛苦等原因，逐渐失去治疗信心，心情抑郁、悲观、绝望、无助，甚至放弃治疗，严重者有自杀的心理倾向。此时，家属应密切观察患者的心理变化，及时给予开导，要心胸开朗豁达，坚强乐观，坚守治疗的决心。并带其寻求心理医师的治疗。

（7）回归阶段。患者在感受了疗效的时起时落后，最终心理归于平静。患者承认现实，接受结果，不再焦虑、恐惧、失望、幻想、悲伤、绝望，更多的是冷静面对痛苦与死亡，并能进行自我安慰，淡然处之。有些患者甚至主动鼓励亲人，与亲人一起面对现实，勇往直前。

200. 肺癌患者需要心理治疗吗？

答：肺癌患者需要进行心理疏导，严重者则需要进行专业的心理治疗。

肺癌患者，不仅要面对躯体上的痛苦，还要遭受心理上的折磨。不良的心理状况又会影响机体的免疫功能和激素水平，从而导致病情加重。研究表明，癌症患者中约有66%的患者有抑郁症，10%的患者有精神衰弱症，8%的患者有强迫症。抑郁症是癌症患者最主要的心理疾病。研究显示，抑郁症的癌症患者，其存活时间减少 10% ~ 20%。抑郁症包括的精神症状有心境恶劣、晚睡早起、无助感、丧失兴趣、无愉快感、自责、无价值感、注意力集中困难、有自杀念头和计划；躯体症状包括失眠、厌食、体重下降、乏力、精神运动迟滞或激越、便秘、性欲下降等。

心理治疗能改善免疫功能与激素水平，缓解疼痛等不适，预防复发与转移，提高生活质量，延缓生存时间，在肺癌的发生、发展中有着不可忽视的作用，对治疗与康复有积极的辅助作用。健康积极的心理状态，不仅能增强治疗的效果，还能改善患者的生活质量，延长生存时间。因此，有心理疾患的患者应及时向专业的心理师进行咨询，不可盲目相信所谓的"神医""教主""神药"。"乐观的精神、良好的小环境、正规的治疗"，才是治疗的灵丹妙药。

201. 肺癌患者如何心理治疗?

答:心理治疗对于肺癌患者具有重要意义。轻度的心理问题可以通过自己心理调节与亲朋好友的疏导、陪伴来解决;较为严重的心理问题,就需要进行专业的心理治疗。

(1)评估肺癌患者的心理状况。评估内容包括:有没有抑郁反应,植物性精神症状(失眠、坐立不安、注意力不集中、无躯体原因的疼痛、非特异性虚弱和疲乏),明显的潜在冲突或人格障碍、创伤后应激反应(如手术后的应激反应)、家庭关系的冲突等。

(2)明确心理治疗的目标。

①减少焦虑、抑郁等不良情绪。

②允许患者将应激性情绪如愤怒、恐惧、暴怒、失望等用语言或行动表达、宣泄出来。

③学习应对肺癌的行为技巧,即学会自我护理、自我调节。

④学会重新正常生活;

⑤减少与他人的矛盾。

⑥学会放松技术,以减轻失眠、疼痛等不适。

⑦坦然面对死亡。

(3)制订心理治疗方案。

①支持性治疗。医师或他人设身处地去理解患者的处境,并采取解释、安慰、鼓励、保证等方式对患者当前、表面、自己能意识到的问题给予支持与理解,发挥患者自我调节的能力,改变患者的困境。

②认知行为治疗。对于有焦虑、抑郁等心理问题和不合理认知导致的心理问题,引导患者去认识自己所存在的

问题，端正患者对人和事的看法，以此来改变心理问题。

③音乐治疗。引导患者聆听、欣赏喜欢的乐曲，缓解躯体与心理上的问题。

④生活意义疗法。引导患者多做好人好事，认真做好每一件事情，建立兴趣爱好，做自己喜欢的事，病情允许的情况下可以从事各种活动与工作，肯定生活的意义。

⑤尊严心理治疗。尊重患者的语言、想法、行为及隐私，让患者感受到尊严与价值。

⑥人际心理治疗。引导患者多与社会中的病友及其他人交流、活动，帮助患者建立和谐的人际关系。

⑦行为治疗。对患者进行相关行为训练，如渐进性肌肉放松、催眠、深呼吸、主动放松、指导性想象等。

⑧家庭治疗。亲属应多给予疏导与关爱，用心陪伴，细心照顾患者，伴侣应耐心应对患者的性问题。

⑨集体心理治疗。带领患者参与病友的集体活动，共同讨论治疗、康复、死亡及其他家庭社会上的事情，从而提供更多的情感支持。

⑩药物治疗。及时向专业的心理医师求助。针对不同的心理问题，给予抗抑郁药、抗焦虑药等药物进行治疗。

⑪综合性心理治疗。结合各种心理治疗方式进行综合治疗。

202. 什么是中医情志疗法?

中医情志疗法，是中医学心理疗法。情，即情绪和情感；志，即意志和行为；情志，即包括心理与行为在内的精神现象。情志疗法，即情志调摄。通过调节和控制患者的情绪和行为来实施心理治疗和行为矫正。中医情志疗法对肺癌患者的治疗具有一定的辅助作用。具体方法主要有以情胜情、语言开导、顺情从欲、移情易性、暗示解惑、以欺治诈、凝神静志、修身养性等。

203. 肺癌患者可以运用中医情志疗法进行康复吗?

答:肺癌患者可以运用中医情志疗法进行康复。

(1)静坐法:嘱患者静坐、呼吸,在吸气时握紧双拳,呼气时缓慢放松,通过呼气和吸气的过程感受紧张和放松的心态,患者需集中注意力进行呼吸、放松心情,从而调节自身情绪。训练时间为每日午睡后,每次约20分钟。

(2)移情法:适当运用语言对患者进行心理暗示,告知其肺癌相关内容,解除患者的内心顾虑,树立患者战胜疾病的信心。在教育的基础上,嘱患者采用听音乐、听戏曲、看电视等方式转移注意力,降低患者对躯体症状的关注。

(3)共情法:了解患者的兴趣爱好,与其交流感兴趣的话题,安排其与相同疾病的患者进行联谊或相关活动。通过活动,促使患者之间互相安慰,并安排疗效好的病友进行经验交流,树立榜样,增强信心,消除心理阴霾。

(4)情志相胜法:在中医学理论的指导下,有意识地运用多种情志制约法缓解患者的不良情志。尽量满足患者的合理需求,避免激怒患者,防止过悲过喜,过怒过思。在患者郁闷、恼怒之时对其动之以情,让其合理宣泄不良情绪。

(5)释疑畅情法:与患者分析发病的原因和高危因素,向患者讲解所采取的治疗相关知识,避免患者对疾病及治疗手段的未知而产生恐慌心理,建立正确的疾病认知观,认识到疾病的危害和治疗的效果。

204. 肺癌患者可以进行音乐疗法吗？

答：肺癌患者可以进行音乐疗法。

音乐疗法是一门新兴的，集音乐、医学、心理学为一体的边缘交叉学科，是以音乐活动作为治疗的媒介，增强身心健康的一种方法。音乐疗法通过听觉调节大脑功能而达到减轻症状的目的。音乐干预可以减轻肺癌患者疼痛、呼吸困难，改善睡眠质量，缓解化疗引起的恶心、呕吐症状，改善不良情绪，缓解治疗压力。还能减轻肺癌围手术期焦虑、恐惧、抑郁等不良情绪，稳定血压和心率，减少全麻术后躁动，增加全麻稳定性；减轻术后疼痛，促进术后血液循环，增强胃肠蠕动和消化腺体分泌，加强新陈代谢及提高免疫力。

205. 肺癌患者如何选择音乐疗法？

答：音乐曲目的选择对肺癌患者实施音乐治疗具有重要作用。

选曲原则如下。

（1）同质原理。根据患者具体的情绪状态先给予同样的音乐，如情绪处于兴奋状态，给予活泼、欢乐的音乐，如贝多芬《G大调小步舞曲》、民族乐曲《喜洋洋》等，以增强患者的兴奋性；再给予有镇静效果的乐曲，如《小夜曲》《春江花月夜》等，最终让兴奋的情绪平静下来。

（2）非同质原理。情绪亢奋者，以文曲治疗，如琴曲《梅花三弄》；情绪低沉者，以武曲治疗，如琵琶曲《十面埋伏》，使患者的情绪及时得到缓解。

注意事项：

（1）歌曲的选择需要根据肺癌患者的喜好而定。

（2）尽量以活泼、轻松、舒展悠扬、宛转流畅的民歌、轻音乐、古典音乐及抒情歌为主，避免过于激昂或悲伤的乐曲。

（3）推荐中央音乐治疗中心录制的高天－音乐减压放松系列（草原冥想、小溪吟诵、高山悟语、大海遐想）。

（4）辨证施乐。肝脾气血两虚者，宜用羽调水性及徵调火性音乐，歌曲有《月光奏明曲》《船歌》《梁祝》《二泉映月》《汉宫秋月》等。肝郁气滞者，可选用轻快流畅的徵调火性音乐以疏肝解郁，歌曲有《紫竹调》《狂欢》《卡门序曲》《步步高》等。或者运用宫调式音乐治疗，歌曲有《良宵》《花好月圆》《光明行》《红旗颂》等。其他如《春之声圆舞曲》《蓝色多瑙河》《春江花月夜》《胡笳十八拍》等歌曲，亦有疏肝理气、解郁除怒、保肝养阳的功效，能疏畅气血，愉悦身心。

（5）在进行音乐播放前，要营造安静、舒适、安全的环境，让患者轻闭双眼，放松身心。

（6）应多首歌曲轮流听，音量适度，最好控制在 60 分贝以下，每日 1 次，每次 30～60 分钟。

206. 肺癌患者可以学习、工作吗？

答：肺癌患者能否学习、工作，需根据患者疾病的严重程度、治疗效果及患者的身体状况来确定。

早期肺癌患者通过手术等治疗可以达到临床治愈，这部分患者完全可以恢复正常人的生活，包括工作、学习、旅游、娱乐休闲等。对于一些虽没有达到临床治愈，但肿瘤控制比较稳定的肺癌患者，仍然可以从事劳动强度适中的学习或工作。对于肿瘤控制效果不佳，又有明显临床症状的患者，如咳嗽、呼吸困难，则不建议从事学习工作。适当的学习与工作有利于病情康复，但必须严格控制其强度，不可过度劳累，尤其不能久坐、久站，甚至熬夜。同时应注意劳逸结合，放下疾病、工作、学习中的某些沉重思想包袱，适当进行户外活动，回归大自然。对于处于学习工作中的肺癌患者，应定期随访复查。

207. 肺癌患者可以结婚生育吗？

答：肺癌患者可以结婚生育。

肺癌患者的婚姻、生育问题，需根据患者的具体情况慎重对待。对于大多数尚未结婚的肺癌患者来说，应该集中精力治病。肺癌经治疗后，观察 5 年以上，确无肺癌复发和转移迹象，并在双方自愿的基础上可以考虑结婚生育。由于肺癌存在家族聚集性，且放化疗可引起遗传基因突变，可能会对胎儿造成不良影响。加之妊娠期间身体能量消耗大，内分泌与免疫系统产生变化，可能会促进肿瘤发展。因此，从优生优育的角度考虑，建议肺癌患者尽量不要生育。

208. 肺癌患者可以有性生活吗？

答：肺癌患者可以进行夫妻生活。

适当的性生活不仅对身体无害，还可振奋精神，重新鼓起生活的勇气与战胜疾病的信心，也是患者重新融入社会、生活重新步入正轨的重要标志，对肺癌的治疗与康复能起到积极的促进作用，并能促进家庭和谐及患者自身体质的恢复。

（1）早期肺癌患者，或经治疗后病情稳定的患者，以及康复期患者，如果体力和精神状态较好，夫妻之间有性的需求，可以进行正常的性生活，这有助于提高患者的生活质量，延长生存期。

（2）晚期患者，或者病情较重，身体虚弱，体力不佳的患者，则禁止性生活。

（3）放化疗、免疫治疗期间，身体免疫力低下的患者，不宜进行性生活。

（4）对于术后恢复性生活的时间要根据具体情况而定，这取决于手术的类型及伤口愈合程度。如果是微创手术肺楔形切除或肺段切除，术后恢复较好，术后 2 个月左右可以考虑性生活；如果是肺叶切除、袖式切除，术后恢复较好，建议术后 3~4 个月以上；如果是左肺或右肺全肺切除，则取决于患者体力、精神状态及肺功能等情况，建议半年以上。

（5）尽量采取有利于患者休息的体位（如男性患者，可采用男下式），动作不可过于激烈，时间不宜过长，不可熬夜，避免过度的体力消耗，以性生活后不感到腰酸、头昏、疲劳为宜。

（6）需控制好情绪，动作轻柔和缓，不可过于激动，防止因无法完成性生活过程而抑郁、烦躁、焦虑等不良情绪。

（7）配偶应正确理解性生活的内涵，使患者舒心适意，使紧张恐惧等不良情绪在乐趣中得到释放，有助于缓解病情。

（8）不愿或不适合生育的患者，则需做好避孕措施。

（9）把握好性生活的频率和强度，以患者不感到疲倦或出现其他身体不适为度。

209. 肺癌患者可以运动吗？

答：肺癌患者可以适当进行运动。

作为一种有效的辅助治疗手段，运动疗法可减慢肿瘤的生长速度，缓解患者的不良心理情绪，减轻治疗过程中的不良反应，提高患者的生活质量，延长生存期。运动具有一定的抗癌作用：

（1）加快全身血液循环。运动能加快全身血液流通，提高免疫力，清除癌细胞。

（2）提高细胞抗氧化能力。运动可提高细胞抗氧化能力，清除体内多余自由基，修复 DNA，促进疾病恢复。

（3）改善肺癌患者的心肺功能，减轻呼吸困难，缓解疼痛。在围手术期进行呼吸肌训练可预防并降低多种术后并发症，如感染、呼吸困难、急性呼吸衰竭等，降低术后病死率。

（4）促进大脑内啡肽的释放。运动可提高中枢神经系统反应水平和对刺激的耐受能力，缓解患者抑郁、焦虑等不良情绪，从而提高主观幸福度，提升生活质量。

（5）促进废物排出。运动能促进体内的代谢废物随汗液排出体外，增加胃肠道运动，促进排便。

（6）抑制癌细胞生长。运动可诱导抑癌基因的表达，降低血清性激素、炎性因子或增加抗炎因子水平，改善自然杀伤细胞的数量或功能，从而抑制癌细胞生长。

210. 肺癌患者如何运动？

答：肺癌患者的运动需根据具体病情来进行，并在医师的指导下完成。

（1）分期运动。

①早期阶段。此期患者应适当进行运动锻炼，以缓解疲劳与心理压力，增强体质，增加代谢，提高免疫力。运动应以有氧运动为主，如步行、快走、慢跑、游泳、骑自行车等，美国运动医学会推荐的中等强度有氧运动处方为：每周 5 天，每次 30 分钟，每日 5500～8000 步活动量。

②中、晚期阶段。此期肺癌患者身体状态较差，出现消瘦、贫血、骨转移、脑转移等全身症状，甚至出现危重症状，需谨慎运动。在医师允许的情况下，在家属陪护下可做低强度或以下的运动，如慢走及简单的家务活动等。

③手术后。对于手术后的肺癌患者，若因长期卧床，身体处于废用状态，出现关节僵直、肌肉萎缩等。在此情况下，可让患者循序渐进地在床上进行适合自己体力和耐力的运动，以肌肉力量锻炼为主。当病情好转并能下床活动时，则可加大活动量，如强度稍大的保健操锻炼（有氧操、五禽戏、太极拳、八段锦等）。

④放化疗期间，血常规异常（白细胞、血小板减少）和合并急性并发症患者不能做运动。

（2）运动原则。

①采取循序渐进原则。开始可选择强度小的运动，如扩胸运动、伸腰、散步或快步走等。待病情好转后再根据身体状态及兴趣爱好，慢慢增加运动强度。推荐广播操或中医功法。

②控制运动强度。保持规律适度的运动，运动时需量力而行，以身体感觉到发热以及微微出汗为度，不能过度劳累，以免损耗阳气。

③坚持做运动。坚持运动，能降低体内多余脂肪和胆固醇，减轻体重，提高免疫力。

④每日至少运动 30 分钟，每周至少 3～4 次。运动时间安排在早晨或下午，过度饥饿和饱食状态下不能运动，以免增加身体不适感。

211. 肺癌患者可以练中医功法吗？

答：肺癌患者可以练中医功法。

中医功法，又名中医气功学，是调身、调息、调心融为一体的身心锻炼方法。它通过意念可调整气机，引导体内之气循经络通达全身，起到疏经活络、通畅气血、化瘀散结等作用。气功把意念的自我调控与身体的体力锻炼相结合，有静有动，能调节机体内各系统各器官的功能。现代医学研究显示，气功不仅能抑制癌细胞生长，还能提高肺癌患者的肺功能，改善疼痛、失眠等症状，缓解心理负面情绪，强身健体，改善生活质量，有助于患者的治疗与康复。气功是一种绿色无毒副作用的辅助疗法，适用于各种肺癌患者，但是不可作为治疗手段。临床应在专业人士的指导下根据自身情况选择适合自己的气功方法，不可私自练功。气功修炼的时候要注意气功的方式、强度、时间、耐受力等因素，且需要家人陪伴。而对于刚完成手术、放化疗反应严重、脏器衰竭、体质虚弱等患者则不宜练功。

212. 肺癌患者如何练气功？

答：肺癌患者应在专业人士的指导下根据自身情况选择适合的中医功法。病情较轻者，可选择静功与动功相结合；病情较重者，可选择坐式或卧式功法，以调心、调息为主。下面介绍几种适合肺癌患者的气功。

（1）郭林新气功。郭林新气功源自郭林的《新气功防治癌症法》。本功法的特点是内（气息）外（肢体）皆动，内（精神）外（形体）又静，意气合一，松静为主。其原理是通过"吸—吸—呼"的特殊呼吸方法（风呼吸法）大量吸氧，通过形体运动与精神内守，意念引导相结合，畅通气血，调节患者免疫功能和脏腑功能等。适宜于肺癌等多种癌症。

（2）六字诀。《圣济总录》对六字诀的作用及操作注意事项等论述较详。其特点是以默念呵、吹、嘘、呵、呼、嘻六字字音进行呼吸练习，用以调整内脏功能和通经活络。适宜于肺癌等多种癌症。

（3）八段锦。八段锦，是古代中国流传最为广泛的导引术，共8个招式，动作简单，容易掌握。作为一种呼吸与肢体相结合的养生术，对于正气亏虚的肺癌患者非常适用。

（4）太极气功。现代的太极气功为太极气功十八式，是根据太极拳某些功法和气功调息相配合编导而成。其特点是动作简单，容易掌握，疗效较佳。要求姿势正确，动作均匀、缓慢，配合鼻吸鼻呼法或鼻吸口呼法进行呼吸。适合于肺癌患者锻炼。

（5）五禽戏。华佗五禽戏，是东汉医学家华佗继承古代导引养生术。其依据中医学阴阳五行、脏象、经络、气血运行规律，观察禽兽活动姿态，用虎、鹿、熊、猿、鸟等动物形象、动作创编的一套养生健身功法。每戏两个动作，共10个动作，分别仿效虎之威猛、鹿之安舒、熊之沉稳、猿之灵巧、鸟之轻捷，力求蕴含"五禽"的神韵。适宜于肺癌等多种癌症。

（6）癌症康复功。癌症康复功是由钟会墀根据临床经验所创。适宜于肺癌术后、放化疗后的康复。

（7）内养功。内养功是静功的主要功法之一，强调呼吸停顿、气沉丹田等动作和意念，具有大脑静而脏腑动的特点。适宜于肺癌术后及放化疗后的康复。

（8）周天功。周天功包括小周天功和大周天功，该法的特点是根据天人相应的观点，要求真元内气在体内按经络路线，循环周转，注重意念诱导和气息调整及意气相合。适宜于肺癌等各种癌症手术后及放化疗后。

（9）四线放松功。四线放松功源于放松功，是气功的基本功法，其特点是以松为主，松弛机体，排除杂念，疏畅气血，和润脏腑，疏通经络。适宜于肺癌疼痛。

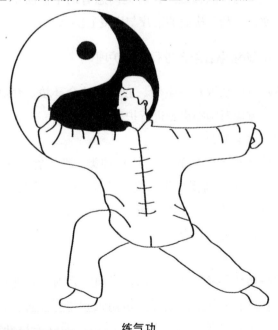

练气功

（10）其他。其他适宜于肺癌的功法还有疏泄功、疏肝脾法、三焦抗癌法、快速消瘤法、消炎止痛法、脚棍功等。

213. 肺癌患者的家庭护理重不重要？

答：肺癌患者的家庭护理非常重要。

俗话说："凡病三分治七分养"。家庭是肺癌患者养病、康复及生活的地方。因此，肺癌患者的家庭护理显得尤其重要，其在肺癌的治疗和康复过程中起着决定性的作用，关系到治疗效果、生活质量及重返社会等问题。家人应从饮食、心理、护理、日常生活及病情观察等方面悉心照顾患者，还应根据患者身体及心理发生的变化，积极探索患者的心理与身体规律，采取最佳的护理措施来照顾患者。如果护理得当，照顾细致，可提高患者的生活质量，延长其生存期，有利于疾病的治疗与康复。

214. 肺癌患者怎么进行家庭护理？

答：可以从饮食、生活、心理、社会环境、症状、身体护理等方面对肺癌患者进行护理。

（1）饮食护理。

应选择患者平时喜爱的饮食种类，色、香、味俱全，质软、易消化的高蛋白质、高维生素、高纤维素的食物。鼓励患者规律饮食，少吃多餐，三餐中间加点心，使患者营养丰富，增强抵抗力。

（2）生活护理。

保持居住环境舒适、清洁，房间经常通风，保持空气清新，让患者多休息，保持心情愉悦和睡眠充足，避免精神压力过大；不能熬夜、抽烟、喝酒，可以去户外活动，多呼吸新鲜空气；适当进行运动锻炼。

（3）心理护理。

居室内可放置患者喜欢的物品及花卉等，营造一种轻松愉快的气氛。鼓励患者做力所能及的活动。提高家庭人员的心理承受能力，以轻松愉快的心情面对患者，与患者多沟通，防止出现自残自杀等恶劣行为，帮助其树立战胜疾病的信心。带领患者适当进行娱体活动，尽量满足其合理的需求。

（4）社会环境护理。

鼓励有条件的患者参加癌症康复交流中心等社会组织，加强癌症患者之间的交流沟通，鼓励康复期患者进行适当的工作与学习，使其及早融入社会、回归社会。

（5）症状护理。

①疼痛时，可讲一些患者喜欢听的人和事，播放优美的乐曲，轻松喜气的电视剧，分散患者对疼痛的注意力，缓解疼痛。严格按照医嘱适量使用止痛药。

②发热时（38.5℃以下），让患者多饮水，以温水擦拭全身，进食营养丰富的流质或半流质饮食。出汗较多者，应及时更换衣裤，保持皮肤清洁，避免受凉，多测量体温。

③观察患者痰的色、量、质，鼓励其将痰液咳出，协助翻身、拍背，促进痰液及时排出，及时清洁口腔。

④咳嗽伴咯血时，应立刻平卧，头偏向一侧，亦可取患侧卧位，嘱咐患者将血轻轻咳出，不可憋气，以免大出血或窒息。及时清除血迹，减少刺激，及时就医。

⑤呼吸困难时，协助患者采取合适的体位，如背部加垫被褥，使其身体与床成45度，同时采用家庭制氧机进行吸氧，密切观察患者症状的变化，如无缓解或病情加重，

立即就医。

（6）口腔护理。

①生活能自理的患者，每餐后注意刷牙，吃零食后要注意用清水漱口，尤其是食用甜食后。

②不能自理的患者，家属协助其用沾有清水或生理盐水的棉签，按照平时刷牙顺序将牙齿、口腔清理干净。棉签蘸水不要太多，以免引起呛咳。

（7）预防褥疮。

①及时提醒患者进行身体活动或移动。不能移动的患者，协助其翻身改变体位，日间每隔 2 小时翻身一次，夜间最长不超过 3 小时，做到勤翻身、勤擦洗、勤整理、勤检查、勤换洗；稍能活动的患者，鼓励在床上活动，或在家属帮助下进行肢体锻炼。

②久卧或久坐时，应在骨突处放置小垫，以防局部受压，可用纱布垫架空脚跟。

③长期卧床者，每日用 50% 红花酒精按摩骨突处，预防褥疮的发生。

④保持皮肤清洁。每日用温水拭净皮肤，及时更换被排泄物和汗液弄脏的衣服。皮肤干燥者可用滋润霜涂擦。必要时可用水垫或气垫床。

⑤对于患有褥疮的患者，可在医或护士的指导下使用药物治疗；有水疱者用无菌针筒抽吸水疱内液体，消毒针眼处并用无菌纱布覆盖；有伤口者及时换药；密切观察伤口愈合情况。

215. 肺癌患者手术后如何康复呼吸功能？

答：肺癌患者手术后常出现呼吸困难等症状，呼吸功能的减退严重影响了患者的生活质量。因此，术后呼吸功能的训练对肺癌患者的康复意义重大。呼吸功能训练可以增强肺通气功能，提高呼吸肌功能，促进痰液排出，改善肺换气功能，提高日常生活与活动能力。呼吸功能训练需在病情平稳后，并在专业医师的指导下进行。方法：用鼻子吸气，在 4~6 秒内将气体缓慢呼出。每日 3~5 次，每次做 5~10 下。

（1）术后卧床期。

①术后当天可先采取腹式呼吸练习，即吸气时腹部隆起，呼气时腹部缓慢回缩，减少对胸部手术切口的刺激。

②术后 1~2 天，可在腹式呼吸后，增加胸式呼吸练习，吸气时胸廓隆起，呼气时还原放松。通过胸廓有节律的扩张和放松来改善血液循环，防止组织粘连及伤口皮肤的紧缩，促进伤口的愈合。

③健侧卧位，即手术侧在上。吸气时患侧手臂外展，抱头，还原呼气。此练习有助于增加患侧胸壁活动度，并能加速胸腔积液吸收。

④在上述练习无不适后进行局部呼吸练习。将双手紧压在肺叶切除的部位，吸气时使被压部位隆起，同时加压的手逐渐减压，吸气末保持 2~3 秒，然后呼出。此练习可避免因术后遗留残腔而继发肺部感染，同时还可缓解局部创面疼痛。

（2）术后恢复期：当引流管拔除，医师允许下地活动后，在上述练习基础上，配合胸式或腹式呼吸方式，增加下列的呼吸操练习。

①双手外展上举吸气，放下时呼气。

②双臂自然垂放身体两侧，两臂交替沿体侧上移下滑，

上移时吸气，下滑时还原呼气。

③一手扶持站立，双下肢交替屈曲上抬。上抬时吸气，还原时呼气。

④先经鼻深吸气，呼气时缩唇，如吹口哨样，将悬挂的小纸鹤轻轻吹起。

⑤膈肌练习：患者仰卧或坐位，双手置于上腹部。吸气时腹部缓缓隆起，双手加压做对抗练习，呼气时腹部下陷，两手随之下沉，在呼气末，稍用力加压，以增加腹内压，使膈肌进一步高。

（3）术后保健期：术后 1 ~ 3 个月后，在上述练习的基础上，逐渐增加全身体能训练。采取低、中强度有氧运动。以下内容可选择单项或多项组合。每次 20 ~ 30 分钟，每日 1 ~ 2 次。

①步行：步行速度不做要求。行走的地点最好在公园、林荫大道等空气清新、噪声低、安全的场所。

②运动踏车：转速为 40 ~ 80 转/分，时间 10 ~ 20 分钟。

③游泳：可使用游泳圈或漂板，每次 30 分钟以内，每周 3 ~ 5 次。

（4）另外可以配合太极拳等运动，有助于改善呼吸功能。

第八章

肺癌的预防

216. 肺癌的三级预防是什么?

答：肺癌的预防可分为三个级别。

（1）一级预防，即病因学预防，是指在疾病未发生时针对病因采取相应措施，减少对危险因素的接触，降低发病概率。

（2）二级预防，即"三早"预防，包括早发现、早诊断、早治疗。尽可能地筛选高危人群，定期进行影像学检查，包括胸部 CT 及痰脱落细胞学、纤维支气管镜等检查手段，发现可疑情况再做进一步的检查。早期发现，早期诊断，及时采取相应措施，是预防肺癌的关键措施。

（3）三级预防，即对综合治疗后的患者采用中医药疗法等措施进行个体化康复，以减少并发症，降低病死率，预防复发与转移。

217. 肺癌高危人群如何预防肺癌?

答：肺癌高危人群一定要重视肺癌的预防。

（1）戒烟。尽可能地戒烟，并减少被动吸烟的机会。

（2）改善居家与工作环境的空气质量，减少空气中有害物质的浓度。

（3）加强自我防护，运用口罩等工具进行防护，减少有害物质的吸入。

（4）预防及治疗肺结核、肺部感染等肺部疾病。

（5）改善不良饮食结构，减少摄入"垃圾食品"，多食富含营养和维生素的新鲜蔬菜和水果，多喝水。

（6）保持积极乐观的心理状态和良好的生活方式。

（7）加强运动锻炼，提高体质，增强机体免疫力与抵抗力。

（8）定期进行健康体检（肺部 CT）。

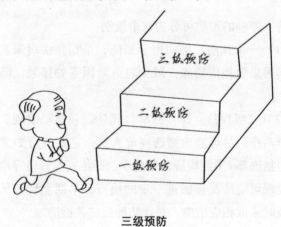

三级预防

218. 肺癌高危人群如何早筛早查？

答：肺癌高危人群的筛查包括两个方面：CT 与肺癌肿瘤标志物。

（1）每年至少做一次胸部低剂量螺旋 CT 薄层平扫，这是肺癌高危人群的常规筛查。目前，该方法是国际上通用的筛查早期肺癌的主要手段。相比普通 CT 薄层平扫，低剂量螺旋 CT 检查所受的放射线剂量要小，准确性高，能查出约 2 mm 的微小结节。一经发现，则为早期，及时行手术治疗，疗效较好，可以达到根治效果。

（2）检查血液中的肺癌肿瘤标志物，如癌胚抗原、糖类抗原 12 - 5、神经元特异性烯醇化酶、鳞状细胞癌抗原等，如果发现肿瘤标志物水平明显升高，再行进一步的检查。

219. 肺癌可以从社会环境上预防吗？

答：肺癌可以从社会环境进行预防。

（1）禁止和控制吸烟。在家庭与公共场所营造一个无烟的环境，减少二手烟的危害。

（2）减少烹调油烟。厨房中要有效地开启排气扇驱散油烟，防止油烟积聚于厨房；烹调方式少用煎炸方式，减少油烟的排放。

（3）避免久闭门窗。居室或工作场所要通风，可以放置盆栽，或者使用空气净化器，以净化空气。

（4）减少工业污染。工厂要处理好生产所产生的废气、废物，防止排出物污染环境，尤其是烟草加工厂的污染物。

（5）减少大气污染。减少私家车的出行，减少汽车尾气的排放，尽量低碳出行；社区与街道种植树木花草，净化空气。多采用无污染能源，如太阳能、风能、水力发电等。

（6）绿化造林。植树造林，加强环境绿化，减少大气污染程度。

220. 肺癌可以从职业环境上预防吗？

答：肺癌可以从职业环境上进行预防。

（1）在污染环境中的工作者，要加强防护，减少或避免直接接触已知的致癌物质；生产时正规操作，注意卫生，生产后及时换下工作服并进行全身洗浴清洁；应戴好口罩或防护面具，以减少有害物质的吸入；注意平衡饮食，多食新鲜的水果与蔬菜，补充维生素；加强运动锻炼，提高免疫力；定期做肺癌相关检查，做到早筛早查早治。

（2）工厂要定期监测环境中有害物质的浓度，若出现超标或不正常现象应采取有效措施进行改进。改革生产工艺，减少粉尘烟雾，降低环境中有害物质浓度；改善工作环境和工作条件，工厂多通风换气。

221. 肺癌可以从生活习惯上预防吗？

答：肺癌可以从生活习惯上进行预防。

（1）戒烟。戒烟能减少自己与家人朋友患肺癌的风险。

（2）雾霾天气尽量少外出，减少户外运动，避免吸入$PM_{2.5}$等有害物质，外出时戴好口罩或防护面具等。

（3）室内多通风。如燃烧烟煤的房间，要多开窗通风，不能长久密闭。新装修的房子宜先通风除味，可放置盆栽植物或其他净化工具进行净化。

（4）避免吸入厨房油烟，尽量减少爆炒、煎炸等烹调方式，安装优质的油烟机，有效清除厨房油烟，避免吸入油烟中的有害物。

（5）规律饮食。多食新鲜的蔬菜水果，如胡萝卜、茄子、紫包菜、西兰花等，补充多种维生素，提高机体的抗氧化能力，降低患癌风险。

（6）加强运动锻炼，强身健体，提高免疫力。

222. 肺癌患者及高危人群必须戒烟吗?

答：肺癌患者必须戒烟。

吸烟是肺癌的高危因素。肺癌患者要下定决心戒烟。戒烟有助于预防肺癌，促进肺癌患者的治疗与康复，对于防止肺癌的复发转移有着重要作用。

（1）学会自我控制与管理，主动而有计划的戒烟。

（2）远离二手烟环境及其他污染有毒的环境，远离吸烟人群，扔掉打火机、烟灰缸等吸烟用具，以减少吸烟的条件反射。

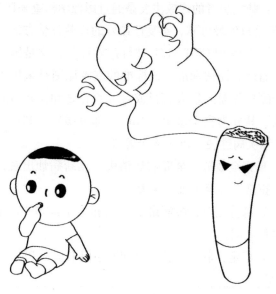

二手烟的危害

（3）对于戒烟困难的患者，家人要予以理解、包容，引导其发展兴趣爱好，转移其注意力，然后引导其每日酌情减少吸烟量，循序渐进，最后达到完全戒烟的目的。

（4）在戒烟的同时，要适当运动锻炼，改善饮食结构，加强营养，提高免疫力。

（5）戒烟过程中烟瘾发作时，可以做深呼吸、嚼无糖口香糖、喝茶、运动等，以转移注意力。

（6）放松精神，不要因为戒烟而过于精神紧张，压力过大。

（7）戒烟屡次失败的患者，则需要寻找专业人士的帮助，利用药物控制烟瘾，从而达到戒烟的目的。

223. 如何评估肺癌的疗效？

答：肺癌患者的疗效主要是通过影像学检查来评估。

CT 是目前最可靠、重复性最好的疗效评估方法。目前广泛采用的是 RECIST v1.1 进行疗效评估，这是国际公认的实体瘤疗效评估标准。该标准的基本原则是采用单径测量法来测量肿瘤的最大直径或最大直径之和，并由此来判断疗效。其分为完全缓解（CR）、部分缓解（PR）、稳定（SD）和疾病进展（PD）4 个等级。

（1）完全缓解：全部病灶消失，无新病灶出现，肿瘤标志物正常，并至少维持 4 周。

（2）部分缓解：肿瘤最长径之和缩小≥30% 以上，并至少维持 4 周。

（3）稳定：肿瘤最长径之和缩小但未达到 PR，或增大未达 PD。

（4）疾病进展：肿瘤最大直径增大≥20%，或出现新病灶。

224. 肺癌的预后与哪些因素有关？

答：肺癌的预后与治疗效果及肿瘤的类型、生长速度、侵犯范围等多种因素有关。

（1）治疗效果。肺癌患者的预后主要取决于及时、有效的治疗。早期患者，手术治疗效果好，预后就好。采用联合或序贯方案治疗的疗效好，而单用抗癌药物的疗效较差。

（2）肺癌类型。分化低的癌细胞恶性程度高、预后差；分化高的癌细胞恶性程度低、预后相对较好。

（3）肺癌的生长速度。如果肿瘤生长速度过快、肿瘤倍增时间短，则5年的生存率相对较低；而如果肿瘤生长速度相对较慢、肿瘤倍增时间相对较长，则5年的生存率相对较高。

（4）肿瘤侵犯的范围。肿瘤沿淋巴结或血道进行了转移，则预后差。

（5）肿瘤的位置。位于上象限的肿瘤容易进入锁骨淋巴结，可能预后较差。周边型肺癌的预后优于中心型，管内型优于管壁型，巨块型及弥漫性的预后最差。

（6）肿瘤的大小。一般而言，肿瘤越大，预后越差；肿瘤越小，预后越好。

（7）有无空洞。有空洞形成，则预后较差。

（8）有无淋巴结转移。如果存在远处淋巴结转移、区域淋巴结转移状况，则预后差。

（9）免疫功能。免疫功能正常，则预后较好；反之，则预后较差。

（10）精神状态。悲观失望、精神高度紧张、不配合治疗，则预后较差。

（11）其他因素。年龄、吸烟等也能影响肺癌的预后。

225. 肺癌能治愈吗?

答:肺癌能不能治愈,主要看肺癌的分期、恶性程度。

所谓治愈,即生存期超过5年,或带瘤生存超过5年。早期的肺癌,即Ⅰ期肺癌,如果无淋巴结转移与远处转移,肿块<3 cm,且未侵犯到邻近的部位,及时的手术切除是可以治愈的。但是临床上发现,肺癌一经确诊,大部分就是中晚期。中期患者,手术切除后再通过放化疗、靶向药物等治疗后,部分患者能得到治愈;晚期患者,虽能获得一定的疗效,但是很难治愈。少部分患者的生存期超过了5年,但是存在复发的可能,患者应当定期复查。

226. 肺癌患者的生存情况怎么样?

答:肺癌的生存情况需要依据肺癌的分期与分型等因素进行综合评估。

(1)Ⅰ~Ⅱ期非小细胞肺癌患者5年内生存率达80%以上,而Ⅲ期约为30%。与非小细胞肺癌相比,小细胞癌的恶性程度高,治疗效果差,生存期远低于非小细胞肺癌,其5年生存率<5%。

(2)早期或者癌前病变的肺癌,经过手术以后,5年生存率达95%以上。而中晚期的肺癌患者,即使进行了手术切除及其他治疗,5年生存率也仅为40%左右。因此,及早确诊,及时进行手术治疗,才能延长生存期。

(3)鳞状细胞癌5年和10年的生存率分别为41.2%和22.5%,腺癌分别为18.6%和11.3%,小细胞未分化癌分别为13.2%和11.6%。

(4)肿瘤<3 cm者手术后的5年生存率为48%,3~5

cm 者为 43.2%，5 cm 者为 23.2%。

227. 哪些因素影响肺癌患者的生活质量与生存情况？

答：影响肺癌患者生存情况与生活质量的因素有病情、临床症状、治疗效果等。

（1）病情。患者的病情轻，基础疾病少，治疗后的并发症与不良反应少，疗效好，康复快，则生活质量好，生存期长。

（2）临床症状。如果出现呼吸困难、癌因性疲乏、疼痛、咳嗽、咯血、体重下降等症状，则影响患者的生活质量与生存期。

（3）治疗效果。治疗方法是否有效，对肺癌患者的生活质量与生存期起着至关重要的作用，疗效好，患者康复快，则生活质量优，生存期长。

（4）心理因素。良好的心态和生存欲望对疾病的疗效具有促进作用。悲观、抑郁、焦虑等不良情绪可降低患者的生活质量，加速肿瘤的复发与转移，从而影响生活质量与生存期。

（5）社会与家庭因素。社会各界与家庭的支持和关爱可改善肺癌患者的心理状况，提高其生活质量与生存期。

（6）免疫力。如果患者自身身体素质较好，抗病能力强，病情进展的速度相对慢，其生存时间则延长。

（7）年龄。肺癌患者年龄越大，其生理功能越差，一定程度上影响生活质量与生存期。

（8）其他因素。其他还有不良饮食与生活习惯、恶劣的工作环境等，如吸烟、酗酒、暴饮暴食、接触油烟与粉尘等。

228. 如何评估肺癌患者的生活质量?

答:肺癌患者的生活质量一般通过客观的问卷对患者进行调查,以评分的方式进行评估。目前常用的评价量表有:欧洲癌症研究和治疗组织制定的生活质量核心量表(EORTC QLQ – C30)、肺癌特异量表(QLQ – LC13)、肺癌症状量表(LCSS)、肺癌治疗功能评价量表(FACT – L)。

229. 如何提高肺癌患者的生活质量?

答:提高生活质量是肺癌患者康复的重要环节。

(1)有效治疗,控制病症。有效地清除或缩小肿瘤、缓解症状、减少并发症与不良反应,医患合作,顺利完成全程的治疗方案,积极预防复发与转移。

(2)健康教育,树立决心。对患者进行肺癌相关知识的宣传教育,树立正确的疾病认知观,让患者明白肺癌是可防可治的;鼓励患者积极配合治疗,树立战胜肺癌的决心与斗志。

(3)社会支持,调整心态。家属、亲朋好友,以及工作同事、医护人员等要主动关爱与支持患者,疏导不良情绪,调整心态,鼓励其积极乐观地面对生活,参与家庭与社会活动。

(4)发展爱好,适当运动。帮助患者建立与发展兴趣爱好,转移注意力,并适当进行运动锻炼,增强体质,让患者感受到生活的乐趣与意义。

(5)健康饮食,远离油烟。及时纠正可能存在的不良营养状况,养成健康的饮食习惯,加强营养,增强体质。戒烟戒酒,远离油烟及粉尘等受污染环境,保持良好的生活工作环境。

230. 肺癌患者出院后需要定期复查、随访吗?

答:肺癌患者出院后需要定期复查及随访。

转移和复发是恶性肿瘤的基本特性,肺癌也不例外。研究显示,Ⅰ期非小细胞肺癌患者术后的复发或转移概率约为20%,Ⅱ期为30%~50%,Ⅲ期达50%以上。因此,肺癌患者必须进行定期复查、随访。这有助于发现微小病灶转移,从而通过及早治疗来缓解病情和控制病情。

231. 肺癌患者如何复查?

答:肺癌患者需要定期复查。

肺癌患者应根据患者的具体病情复查肿瘤标志物、胸部 CT、腹部 CT、浅表淋巴结彩色多普勒超声、头部 MRI及全身骨扫描等。2 年内,术后每 3 个月进行 1 次复查;5年内,术后每 6 个月进行 1 次复查,之后每年检查 1 次。

232. 非小细胞肺癌患者如何随访?

答:非小细胞肺癌患者需要注意随访的时间与内容。

(1) Ⅰ~Ⅱ期和可手术切除的ⅢA 期的非小细胞肺癌切除术后,或体部立体定向放疗后(无临床症状或症状稳定患者)。

①前 2 年(每 6 个月随访 1 次):病史、体格检查、胸部平扫 CT、腹部 CT 或 B 超(每 6 个月 1 次)、吸烟情况评估(鼓励患者戒烟)。

②3~5 年(每年随访 1 次):病史、体格检查、胸部平扫 CT、腹部 CT 或 B 超(每年 1 次)、吸烟情况评估

（鼓励患者戒烟）。

③5 年以上（每年随访 1 次）：病史、体格检查、鼓励患者继续胸部平扫 CT、腹部 CT 或彩超（每年 1 次）、吸烟情况评估（鼓励患者戒烟）。

（2）不可手术切除的 ⅢA 期、ⅢB 期和 ⅢC 期非小细胞肺癌放化疗结束后（无临床症状或症状稳定患者）。

①前 3 年（每 3～6 个月随访 1 次）：病史、体格检查、胸腹部（包括肾上腺）增强 CT（每 3～6 个月 1 次）、吸烟情况评估（鼓励患者戒烟）。

②4～5 年（每 6 个月 1 次）：病史、体格检查、胸腹部（包括肾上腺）增强 CT（每 6 个月 1 次）、吸烟情况评估（鼓励患者戒烟）。

③5 年后（每年 1 次）：病史、体格检查、胸腹部（包括肾上腺）增强 CT（每年 1 次）、吸烟情况评估（鼓励患者戒烟）。

（3）Ⅳ期非小细胞肺癌全身治疗结束后（无临床症状或症状稳定患者）。

①每 6～8 周随访 1 次：病史、体格检查、影像学复查建议每 6～8 周 1 次、常规胸腹部（包括肾上腺）增强 CT。

②合并有脑、骨等转移者，可定期复查脑 MRI 和/或骨扫描或症状提示性检查。

③临床症状恶化或新发症状者随时随访。

233. 小细胞肺癌患者如何随访？

答：小细胞肺癌患者需要注意随访时间与随访内容。

（1）局限期：3 年以上的患者，每年随访 1 次。

①Ⅰ级推荐：病史体格检查；胸部、腹部、盆腔增强

CT，头颅增强 MRI，颈部及锁骨上等淋巴结彩超；吸烟情况评估（鼓励患者戒烟）。

②Ⅱ级推荐：胸部、腹部、盆腔平扫 CT，头颅增强 CT，全身骨扫描，血常规，血生化［肝功能、肾功能、电解质、外周血肿瘤标志物（包括神经元特异性烯醇化酶和胃泌素释放肽前体）］。

（2）广泛期。

①第 1 年（每 2 个月随访 1 次）。

Ⅰ级推荐：病史体格检查；胸部、腹部、盆腔增强 CT，头颅增强 MRI（脑转移患者每 2 个月、无脑转移患者每 3 至 6 个月），局部 CT 或 MRI 检查（骨转移患者全身骨扫描每 6 个月至 1 年），颈部及锁骨上等淋巴结彩超；吸烟情况评估（鼓励患者戒烟）。

Ⅱ级推荐：胸部、腹部、盆腔平扫 CT，头颅增强 CT，血常规，血生化［肝功能、肾功能、电解质、外周血肿瘤标记物（包括神经元特异性烯醇化酶和胃泌素释放肽前体）］。

②第 2~3 年（每 3~4 个月随访 1 次）。

Ⅰ级推荐：病史体格检查；胸部、腹部、盆腔增强 CT，头颅增强 MRI，局部 CT 或 MRI 检查（骨转移患者），全身骨扫描（每 6 个月至 1 年），颈部及锁骨上淋巴结彩超；吸烟情况评估（鼓励患者戒烟）。

Ⅱ级推荐：胸部、腹部、盆腔平扫 CT，头颅增强 CT，血常规，血生化［肝功能、肾功能、电解质、外周血肿瘤标记物（包括神经元特异性烯醇化酶和胃泌素释放肽前体）］。

③第4~5年（每6个月随访1次）。

Ⅰ级推荐：病史体格检查；胸部、腹部、盆腔增强CT，头颅增强MRI，局部CT或MRI检查（骨转移患者），全身骨扫描（每6个月至1年），颈部及锁骨上淋巴结彩超；吸烟情况评估（鼓励患者戒烟）。

Ⅱ级推荐：胸部、腹部、盆腔平扫CT，头颅增强CT，血常规，血生化［肝功能、肾功能、电解质、外周血肿瘤标记物（包括神经元特异性烯醇化酶和胃泌素释放肽前体）］。

④5年以上（每年随访1次）。

Ⅰ级推荐：病史体格检查；胸部、腹部、盆腔增强CT，头颅增强MRI，局部CT或MRI检查（骨转移患者），颈部及锁骨上淋巴结彩超；吸烟情况评估（鼓励患者戒烟）。

Ⅱ级推荐：胸部、腹部、盆腔平扫CT，头颅增强CT，全身骨扫描，血常规，血生化［肝功能、肾功能、电解质、外周血肿瘤标记物（包括神经元特异性烯醇化酶和胃泌素释放肽前体）］。

注：症状恶化或新发症状者随时随访。头颅检查首选头颅增强MRI，不适合MRI患者可行头颅增强CT检查，血液学检查适合有临床指征者。

234. 肺癌患者放化疗结束后如何随访？

答：肺癌患者放化疗结束后需要定期随访。

放化疗结束后3年内，3~6个月随访1次；第4~5年，6个月随访1次；5年以上，1年随访1次。随访内容：病史、体格检查、血常规、肝肾功能、肿瘤标志物、胸腹部（包括肾上腺）增强 CT、磁共振、全身骨扫描、吸烟情况评估等。随访内容应根据患者的具体临床表现来决定，针对性地进行随访，防止病情加重或肿瘤复发、转移。

235. 口罩能预防肺癌吗?

答：口罩对预防肺癌有一定的帮助。

（1）戴口罩的意义。

口罩可以有效地过滤空气中的一些有害物质，不仅使呼入的空气更加安全、健康，还可阻挡病毒、细菌、灰尘等有害物质损害肺部。经常在二手烟、喷漆、扬沙、水泥生产、钢铁加工、采矿、粉尘环境中工作生活的人，应尽量戴口罩，这对预防肺癌有一定的作用。

（2）口罩的种类。

口罩包括纸口罩、活性炭口罩、棉布口罩、海绵口罩、医用外科口罩、N95 口罩等。按照对佩戴者自身的防护能力优先级别排名（从高到低）：N95 口罩 > 医用外科口罩 > 普通医用口罩 > 普通棉口罩。

①棉布口罩只能挡风、保暖、隔绝灰尘等较大颗粒物；

②普通医用口罩用于普通环境下的一次性卫生护理，或致病性微生物以外的颗粒（如花粉）的阻隔及防护；

③医用外科口罩适用于医务人员或相关人员的基本防护，以及在有创操作过程中阻止血液、体液等液体飞溅物传播的防护；

④N95 口罩可以有效过滤空气中颗粒物，适用于防护经空气传播的呼吸传染病。

N95 型口罩是美国国家职业安全卫生研究所认证的医

用防护口罩的一种。这种口罩分类根据耐油性分为"N""R""P";捕捉率分为"95""99""100"。"R"表示耐油,"P"表示防油,"N"表示不适合油性颗粒(炒菜产生的油烟就是油性颗粒物)。这种口罩对细颗粒物有较好的防护效果,但是由于其密封性较好、不透气的特点,老年人及运动中的正常人都不宜久戴。

(3)口罩的选购方法。

①通过正规、合法的渠道购买,保障口罩的质量;

②购买时应检查产品包装是否完好、是否执行现行标准、是否有使用说明书等;

③购买具备防护功能的口罩,如医用防护口罩、医用外科口罩、一次性使用医用口罩等。

④按需按实际情况购买口罩,一般人使用医用外科口罩,有条件且身体状况允许的情况下,可佩戴医用防护口罩。特殊人群建议佩戴医用防护口罩(N95及以上级别),并佩戴护目镜。

⑤某些心肺系统疾病患者,佩戴前应向专业医师咨询,并在专业医师的指导下选择合适的口罩。

(4)口罩的佩戴方法。

①佩戴口罩时,应严格遵循使用说明书。要与面部紧密贴合,不留缝隙,以保证过滤效果;

②摘下口罩时,应从头带处卸下口罩,不要触碰口罩的外表面;

③一次性口罩不能重复使用,使用后的口罩应剪碎后投放到指定的垃圾箱;

④佩戴口罩前和摘下口罩后,均应清洁手部;

⑤及时更换口罩,切勿使用过久;

⑥口罩出现脏污、变形、损坏、异味时，防护性能降低，应及时更换。

⑦不能清洗、加热或消毒处理普通口罩，这会导致口罩的防护性能降低。

附　录

附录一　肺癌的相关检查指标

检查项目	正常范围	临床意义
癌胚抗原（CEA）	$<5.0\mu g/L$	对肺癌的敏感度仅为27%，在预测非小细胞肺癌患者的生存率和复发率方面的临床价值较大，尤其是腺癌。血清癌胚抗原水平明显升高的肺腺癌患者，易发生脑转移且预后较差。
糖类抗原CA-125（CA-125）	$<35kU/L$	肺癌患者血清糖类抗原明显高于肺良性疾病患者和健康人。糖类抗原在胸腔积液诊断方面也有一定的价值。糖类抗原水平升高的非小细胞肺癌患者易发生转移，预后差。
神经元特异性烯醇化酶（NSE）	$<16.3ng/mL$	68%~87%的小细胞肺癌患者血清神经元特异性烯醇化酶水平升高，且与肿瘤的转移程度和预后有关。
细胞角蛋白19片段（CY-FRA21-1）	$<3.3ng/mL$	对肺癌总敏感度约为47%，对非小细胞肺癌的敏感性约为49%，对小细胞肺癌仅为34%，对腺癌的敏感度为42%，对大细胞性肺癌的敏感度为44%，对鳞癌的敏感度则高达60%，并随病情进展而血浓度增加。

检查项目	正常范围	临床意义
胃泌素释放肽前体（Pro - GRP）	<68.3pg/mL	可用于小细胞肺癌的诊断、判断预后和治疗效果的评估。
鳞状上皮细胞癌抗原（SCC）	<2ng/mL	血清鳞状上皮细胞癌抗原水平 >2ng/mL 时提示非小细胞肺癌；鳞状上皮细胞癌抗原水平 <2ng/mL 且胃泌素释放肽前体 >100pg/mL、神经元特异性烯醇化酶 >35ng/mL，则提示小细胞肺癌，敏感度分别为 76.7%、79.5%，特异度分别为 97.2%、99.6%。

附录二　肺癌的相关评价指标

一、TNM 分期标准（见表 1）

表 1　TNM 分期

原发肿瘤（T）分期		区域淋巴结（N）分期		远处转移（M）分期	
Tx	原发肿瘤大小无法测量；或痰脱落细胞、支气管冲洗液中发现癌细胞，但影像学检查或支气管镜检查未发现原发肿瘤	Nx	淋巴结转移情况无法判断	Mx	无法评价有无远处转移
T0	没有原发肿瘤的证据	N0	无区域淋巴结转移	M0	无远处转移
TIs	原位癌				

原发肿瘤（T）分期		区域淋巴结（N）分期		远处转移（M）分期	
T1a	原发肿瘤最大直径 ≤1 cm，局限于肺和脏层胸膜内，未累及主支气管；或局限于管壁的肿瘤，不论大小	N1	同侧支气管或肺门淋巴结转移	M1a	单发转移灶，原发肿瘤对侧肺叶出现卫星结节；胸膜播散（恶性胸腔积液、心包积液或胸膜结节）
T1b	原发肿瘤最大直径 >1 cm，≤2 cm，其他同 T1a			M1b	有远处转移（肺/胸膜外）
T1c	原发肿瘤最大直径 >2 cm，≤3 cm			M1c	多发转移灶，其余同 M1b
T2a	原发肿瘤最大直径 >3 cm，≤4 cm；或具有以下任一情况：累及主支气管但未及隆突；累及脏层胸膜，伴有部分或全肺的阻塞性肺炎或肺不张	N2	同侧纵隔和/或隆突下淋巴结转移		
T2b	原发肿瘤最大直径 >4 cm，≤5 cm，其他同 T2a				

原发肿瘤（T）分期		区域淋巴结（N）分期	远处转移（M）分期
T3	原发肿瘤最大直径＞5 cm，≤7 cm；或具有以下任一情况：累及胸壁（包括壁层胸膜和肺上沟瘤）、膈神经、心包壁；原发肿瘤同一肺叶出现卫星结节	N3 对侧纵隔和/或对侧肺门和/或同侧或对侧前斜角肌或锁骨上区淋巴结转移	
T4	原发肿瘤最大直径＞7 cm；或侵犯下列结构之一：横膈膜、纵隔、心脏、大血管、气管、喉返神经、食管、隆突或椎体；原发肿瘤同侧不同肺叶出现卫星结节		

二、疗效评定标准

（一）Ⅰ~Ⅱ期（早、中期）疗效评定标准

总疗效评定标准（100%）＝瘤体变化（40%）＋临床症状（15%）＋体力状况（15%）＋生存期（30%）。显效：75~100分；有效：50~74分；稳定：25~49分；无效：25分以下。

1. 瘤体变化（40%）

按WHO通用标准。占40分，依实际所得分数乘以

0.40。实体瘤疗效评价达 CR 者乘以系数 1.2（即 CR 者本项实得分数为 120 分）。

（1）CR：完全缓解（100 分）。

（2）PR：部分缓解（80 分）。

（3）MR：微效（50 分）。

（4）NC：稳定（30 分）。

（5）PD：进展（0 分）。

2. 临床症状（15%）

症状疗效评分标准。占 15 分，依实际所得分数乘以 0.15。根据主要症状表现，治疗后比治疗前下降 2 个级别者，为显效（100 分）；下降一个级别者，为有效（50 分）；无变化者，为稳定（25 分）；症状进一步发展者，为无效（0 分）。

3. 体力状况（15%）

按 Karnofsky（KPS）分级标准。占 15 分，依实际所得分数乘以 0.15。

（1）显效：体力状况较用药前提高 20 分者（100 分）。

（2）有效：体力状况较用药前提高 10 分者（50 分）。

（3）稳定：体力状况较用药前无明显改变者（25 分）。

（4）无效：体力状况较用药前下降者（0 分）。

4. 生存期（30%）

生存期≥60 个月（5 年以上），得 30 分，依实际所得分数乘以 0.3。从开始治疗日计算，每生存 2 个月得 1 分，余下类推。

（二）Ⅲ~Ⅳ期（晚期）疗效评定标准

总疗效评定标准（100%）＝瘤体变化（30%）＋临床症状（15%）＋体力状况（15%）＋生存期（40%）。

显效：75~100分；有效：50~74分；稳定：25~49分；无效：25分以下。

瘤体变化、临床症状、体力状况的评分计算方法同Ⅰ~Ⅱ期（早、中期）疗效评定标准。生存期≥12个月（1年以上），得40分，依实际所得分数乘以0.4。从开始治疗日计算，每生存1个月得10/3分，余下类推，最后总得分以四舍五入计算。症状疗效评分法以5分计量。

1. 五度评分法

五度评分法由医护人员评分。0度：无任何明显症状。Ⅰ度：有轻度症状，能耐受，无须处理。Ⅱ度：症状较重，常难以耐受，须做适当处理。Ⅲ度：症状严重，不能耐受，须对症治疗。Ⅳ度：症状极严重，危及生命，须做特定治疗（见表2）。

表2　肺癌症状分级

症状	咳嗽	咯血	胸痛	发热
0度	无	无	无	无
Ⅰ度	偶咳	晨起痰中偶有血丝	偶有胸痛，不需服药	<37.5℃
Ⅱ度	间断咳嗽	痰中有血丝	胸痛轻微，服用Ⅰ级止痛药	<38.5℃
Ⅲ度	咳嗽频作	痰中带血，量少	胸痛明显，服用Ⅱ级止痛药	<39.5℃
Ⅳ度	咳嗽剧烈	咯血，量多	胸痛明显，服用Ⅲ级止痛药	≥39.5℃

2. 线性测量法

线性测量法由患者自我评价。按5级进行评分，正常为0级，最严重为Ⅳ级。如图1所示。每个病种的主要症状为4个，以各个症状的下降级别相加再除以4后，以四舍五入法计算，如以上 4 个症状的合计下降级别为 6/4 = 1.5，1.5 以 2 计算，即为显效。

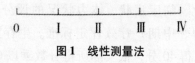

图 1　线性测量法

3. 人体功能状态评分标准：KPS 评分

KPS 评分（见表 3），即功能状态评分标准，用来评价肿瘤患者的功能状态，即生活质量情况。得分越高，健康状况越好，越能忍受治疗给身体带来的毒副作用，因而也就有可能接受彻底的治疗。一般评分为 80 分以上为非依赖级，即生活自理级；50 ~ 70 分为半依赖级，即生活半自理；50 分以下为依赖级，即生活需要别人帮助。>80 分者术后状态较好，存活期较长。得分越低，健康状况越差，若低于 60 分，则表示许多有效的抗肿瘤治疗方法将无法实施。

表 3　KPS 评分

评分	体力状况
100	正常，无症状和体征
90	能进行正常活动，有轻微症状和体征
80	勉强进行正常活动，有一些症状和体征
70	生活能自理，但不能维持正常生活和工作
60	生活大部分自理，但偶尔需要别人帮助
50	常需要人照料
40	生活不能自理，需要特别照顾和帮助
30	生活严重不能自理
20	病重，需要住院和积极的支持治疗
10	重危，临近死亡
0	死亡

三、癌痛评估量表

（一）疼痛数字评分法（NRS）

使用《疼痛程度数字评估量表》（见图2）对患者疼痛程度进行评估。将疼痛程度用0~10个数字依次表示，0表示无疼痛，10表示最剧烈的疼痛。交由患者自己选择一个最能代表自身疼痛程度的数字，或由医护人员询问患者：你的疼痛有多严重？由医护人员根据患者对疼痛的描述选择相应的数字。按照疼痛对应的数字将疼痛程度分为：轻度疼痛（1~3），中度疼痛（4~6），重度疼痛（7~10）。

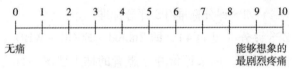

图2 疼痛程度数字评估量表

（二）面部表情疼痛评分量表法

由医护人员根据患者疼痛时的面部表情状态，对照《面部表情疼痛评分量表》（见图3）进行疼痛评估，适用于表达困难的患者，如儿童、老年人，以及存在语言或文化差异或其他交流障碍的患者。

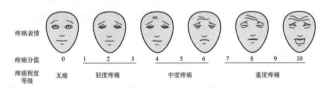

图3 面部表情疼痛评分量表

（三）主诉疼痛程度分级法（VRS）

根据患者对疼痛的主诉，将疼痛程度分为轻度、中度、重度三类。

（1）轻度疼痛：有疼痛，但可忍受，生活正常，睡眠无干扰。

（2）中度疼痛：疼痛明显，不能忍受，要求服用镇痛药物，睡眠受干扰。

（3）重度疼痛：疼痛剧烈，不能忍受，需用镇痛药物，睡眠受到严重干扰，可伴自主神经紊乱或被动体位。

四、体力评价指标（生活质量评价指标）

（一）Karnofsky 评分（KPS 评分，见表3）

（二）ZPS 评分标准/PS 评分标准

ZPS 评分（见表4），即 Zubrod – ECOG – WHO（ZPS，5 分法）评分，用来评价肿瘤患者的体力状况。行为能力评分，KPS 评分一般要求 > 70 分，ZPS 评分一般要求 < 2 分，才考虑化疗等治疗措施。

表4　ZPS 评分

级别	体力状态
0	正常活动
1	症状轻，生活自在，能从事轻体力活动
2	能耐受肿瘤的症状，生活自理，但白天卧床时间不超过 50%
3	肿瘤症状严重，白天卧床时间超过 50%，但能起床站立，部分生活自理
4	病重卧床不起
5	死亡

参考文献

［1］中国临床肿瘤学会指南工作委员会．中国临床肿瘤学会（CSCO）非小细胞肺癌诊疗指南 2022［M］．北京：人民卫生出版社，2022.

［2］中国临床肿瘤学会指南工作委员会．中国临床肿瘤学会（CSCO）小细胞肺癌诊疗指南 2022［M］．北京：人民卫生出版社，2022.

［3］陈焕朝，胡志萍．肺癌的治疗与康复［M］．武汉：湖北科学技术出版社，2016.

［4］白冲，韩一平．肺癌［M］．上海：第二军医大学出版社，2016.

［5］郭其森．现代肺癌诊断治疗学［M］．济南：山东科学技术出版社，2010.

［6］NIEDERHUBERJE. 临床肿瘤学［M］.5 版．孙燕译．北京：人民军医出版社，2016.

［7］山广志，姚暄．肺癌中医证治［M］．北京：中国中医药出版社，2014.

［8］周岱翰．中医肿瘤学［M］．广州：广东高等教育出版社，2019.

［9］潘敏求．中华肿瘤治疗大成［M］．石家庄：河北科学技术出版社，1996.

［10］董湘玉．中医心理学［M］．贵阳：贵州科技出版社，2001.

［11］郑心．肿瘤中西医结合预防与治疗［M］．济南：山东科学技术出版社，2018.

［12］中国民间中医医药研究开发协会中药外治专业委员会．癌症独特秘方绝招［M］．北京：中国医药科技出版社，1996.

［13］刘启泉，王元松．肺病金方［M］．石家庄：河北科学技术出版社，1999.

［14］程爵棠，程攻文．穴位贴敷治百病［M］．6 版．郑州：河南科学技术出版社，2019.

［15］高红军，李丽艳．中医辨证施治呼吸系统疑难病［M］．北京：科学技术文献出版社，2007.

［16］王佑民．常见肿瘤康复指南［M］．上海：上海科学普及出版社，1992.

［17］吴承贵．肿瘤外治独特新疗法［M］．北京：军事医学科学出版社，2000.

［18］张蕾．支气管镜检查实用手册［M］．北京：人民卫生出版社，2020.

［19］王绿化，朱广迎．肿瘤放射治疗学［M］．北京：人民卫生出版社，2016.

［20］刘士远，孙铁英．肺癌影像诊断与临床新进展［M］．北京：人民卫生出版社，2015.

［21］吴肇汉，秦新裕，丁强．实用外科学［M］．4 版．北京：人民卫生出版社，2017.

［22］张晓菊．《肺结节诊治中国专家共识（2018 版）》解读［J］．中华实用诊断与治疗杂志，2019，33（1）：1 – 3.

［23］中华医学会呼吸病学分会肺癌学组，中国肺癌防治联盟专家组．肺结节诊治中国专家共识（2018 年版）［J］．中华结核和呼吸杂志，2018，41（10）：763 – 771.

［24］赫捷，李霓，陈万青，等．中国肺癌筛查与早诊早治指南（2021，北京）［J］．中国肿瘤，2021，30（2）：81 – 111.

［25］林丽珠，王思愚，黄学武．肺癌中西医结合诊疗专家共识［J］．中医肿瘤学志，2021，3（6）：1 – 17.

［26］国家卫生健康委办公厅．原发性肺癌诊疗指南（2022 年

版）［J］．协和医学杂志，2022，13（4）：549 – 570.

［27］曹子昂．2014 第一版 NCCN 小细胞肺癌治疗指南解读［J］．中国医学前沿杂志：电子版，2013，5（12）：79 – 81.

［28］程辉，刘东华．肺癌合并副癌综合征［J］．沈阳医学院学报，2016，18（4）：295 – 297.

［29］吴盛，宋益青，张建军，等．补肾祛瘀针刺疗法加穴位注射治疗肺癌骨转移重度癌痛 5 – HT、PGE2 和 ET – 1 水平的影响［J］．针灸临床杂志，2020，36（11）：5 – 9.

［30］朱学军，朱美昌，吕文彬，等．止痛散穴位贴敷联合硫酸吗啡缓释片治疗癌痛的临床观察［J］．中医临床研究，2021，13（21）：89 – 91.

［31］李燕．白杏止咳散穴位贴敷联合中医护理干预肺癌咳嗽临床观察［J］．光明中医，2022，37（10）：1864 – 1866.

［32］唐娉．癌痛患者使用穴位贴敷配合子午流注法治疗咳嗽的疗效观察［J］．世界最新医学信息文摘，2019，19（71）：174.

［33］王涵．中药穴位贴敷治疗肺癌咳嗽咳痰［J］．内蒙古中医药，2017，36（15）：91 – 92.

［34］许冬梅．穴位贴敷辅助治疗中晚期肺癌的临床探讨［J］．世界复合医学，2021，7（9）：79 – 82.

［35］王艺伟．穴位贴敷在中晚期肺癌咳喘治疗中的效果［J］．双足与保健，2019，28（15）：185 – 186.

［36］陈旦旦，卢薇，周进松．揿针联合穴位贴敷对肺肾两虚中晚期肺癌患者生活质量的影响［J］．中医药导报，2022，28（5）：101 – 104.

［37］李丹凤，张兰，张宏敏．复方丁香开胃贴联合中药穴位贴敷治疗肺癌患者术后便秘疗效研究［J］．陕西中医，2018，39（10）：1375 – 1377.

［38］江立斌，张玲莉．大黄膏敷神阙穴防治肺癌化疗后便秘的临床观察［J］．江苏中医药，2012，44（7）：58 – 59.

［39］马亮，张莹，曾保霞，等．中药穴位贴敷神阙治疗晚期肺

癌应用阿片类药物致便秘 41 例 [J]. 陕西中医药大学学报，2022，45（2）：93 - 96.

[40] 黄俊斐，杨雪飞. 吴茱萸穴位贴敷联合营养支持对肺癌化疗后腹泻患者的营养状况及胃肠黏膜屏障功能的影响 [J]. 中国现代医生，2022，60（15）：62 - 65.

[41] 陈锋，庞增粉，张千坤，等. 吴茱萸穴位贴敷联合热敷在预防肺癌术后患者恶心呕吐中的应用效果 [J]. 齐鲁护理杂志，2021，27（14）：4 - 6.

[42] 倪军，金晶. 穴位贴敷治疗肺癌化疗后呕吐的临床疗效分析 [J]. 内蒙古中医药，2017，36（18）：85 - 86.

[43] 李彭. 中医穴位贴敷技术对恶性肿瘤患者化疗后恶心呕吐的防治作用 [J]. 临床合理用药杂志，2022，15（17）：104 - 107.

[44] 张聪，唐瑞，曾才玲，等. 穴位敷贴治疗非小细胞肺癌相关性失眠的临床疗效观察 [J]. 内蒙古中医药，2019，38（7）：91 - 92.

[45] 何胜燕. 中药穴位贴敷治疗肺癌化疗患者癌因性失眠的临床疗效观察 [J]. 中国中医药科技，2021，28（2）：281 - 283.

[46] 肖慧奇，谢思君. 中医穴位按摩联合穴位贴敷对恶性肿瘤患者化疗后胃肠道反应及睡眠障碍的影响 [J]. 世界睡眠医学杂志，2022，9（3）：415 - 417，422.

[47] 陈泽仁，吴融，孙玲玲，等. 益气除痰方穴位贴敷治疗晚期非小细胞肺癌癌因性疲劳的临床研究 [J]. 上海针灸杂志，2021，40（10）：1185 - 1190.

[48] 陈美玲，杨菊莲，嵇云霞，等. 艾灸联合耳穴压豆及穴位贴敷对肺癌化疗患者癌因性疲乏及生活质量的影响 [J]. 云南中医中药杂志，2021，42（6）：87 - 89.

[49] 蓝金晶，谢柏胜，王豫鲜，等. 穴位贴敷联合益气补肺颗粒对中青年肺癌患者围手术期抗疲劳及促进免疫功能疗效评价研究 [J]. 浙江中医杂志，2021，56（8）：566 - 567.

[50] 缪淑琴，姜美青，张雪丽. 隔盐灸联合温经穴位贴敷对老年癌症患者化疗诱导性周围神经病变的有效性探究 [J]. 全科医学

临床与教育，2021，19（2）：190 – 192.

［51］焦俊云 . 穴位贴敷配合穴位注射护理对肺癌化疗后恶心呕吐的影响效果观察［J］. 中国药物与临床，2019，19（12）：2116 – 2117.

［52］刘露，钱小军，李纪煌，等 . 穴位注射联合可待因片治疗中央型肺癌咳嗽的疗效评估［J］. 中国现代医生，2021，59（28）：54 – 58.

［53］王芳，高音，何生奇，等 . 半夏泻心汤联合足三里穴位注射防治肺癌化疗后呕吐［J］. 长春中医药大学学报，2015，31（4）：771 – 773.

［54］王艳红，王鋆泉，王芳 . 穴位注射氟哌利多对预防肺癌术后化疗患者恶心呕吐的影响［J］. 首都食品与医药，2019，26（2）：43 – 44.

［55］卜永静 . 足三里穴位注射地塞米松治疗肺癌化疗后骨髓抑制的疗效观察及护理［J］. 中医临床研究，2020，12（17）：32 – 34.

［56］邓维，杨柳柳，张伟 . 穴位注射胎盘多肽对中晚期非小细胞肺癌化疗患者的临床观察［J］. 中国中医药现代远程教育，2019，17（4）：69 – 72.

［57］王梅 . 中药联合穴位注射治疗肺癌化疗后白细胞减少症临床观察［J］. 湖北中医杂志，2016，38（4）：29 – 30.

［58］程俊 . 参附注射液穴位注射防治化疗骨髓抑制临床观察［J］. 中国中医急症，2009，18（11）：1812 – 1813.

［59］何炎坤 . 臭氧穴位注射联合化学疗法与单用化学疗法治疗中晚期非小细胞肺癌的比较研究［J］. 临床医学工程，2015，22（7）：897 – 898.

［60］周新，袁学明 . 穴位注射治疗肺癌的临床观察［J］. 深圳中西医结合杂志，2016，26（2）：62 – 63.

［61］胡蓉，陈汉锐，许铮弟，等 . 喘可治注射液联合化疗对老年非小细胞肺癌患者生存质量的影响［J］. 广州中医药大学学报，2015，32（5）：843 – 847.

参考文献

［62］王玉珍．山莨菪碱穴位注射治疗肺癌引起的顽固性呃逆［J］．齐鲁护理杂志，2002（10）：763.

［63］刘晓芳．吗啡足三里穴位注射止癌痛临床观察［J］．新中医，2013，45（9）：128－129.

［64］储永良，陈鹏飞，张欣婷．三氧穴位注射治疗中晚期肺癌的临床观察及对免疫功能的影响［J］．新中医，2013，45（9）：104－106.

［65］冯玉荣．氯胺酮阿是穴注射配合放松训练减缓肺癌晚期疼痛［J］．中国临床康复，2004（23）：4688－4689.

［66］王斌，田华琴，梁贵文，等．中药耳穴穴位注射缓解癌痛的临床观察［J］．新中医，2011，43（1）：113－115.

［67］王豫鲜，孔红武，杜晶晶，等．腹部推拿联合穴位贴敷治疗老年患者肺癌术后便秘的效果观察［J］．中国现代医生，2020，58（28）：166－169.

［68］李娜，郏春菊，胡小艳，等．穴位按摩、中药外敷联合西医治疗肺癌患者睡眠障碍疗效观察［J］．四川中医，2021，39（5）：204－207.

［69］李晓倩，黄丽，贺春莲．中医情志护理加穴位按摩治疗肺癌化疗患者生活质量的改善评价［J］．新疆中医药，2022，40（2）：49－51.

［70］高佳丽．穴位贴敷及按摩护理干预对肺癌化疗患者消化道反应及睡眠障碍的影响［J］．中国中医药现代远程教育，2022，20（6）：157－159.

［71］曹群，白悦，康萍萍．穴位按摩联合呼吸功能锻炼对非小细胞肺癌患者术前肺功能的影响［J］．甘肃医药，2022，41（1）：26－27，34.

［72］王伶俐．穴位按摩结合健康教育改善晚期肺癌患者化疗致末梢神经炎的效果［J］．临床医学研究与实践，2021，6（5）：193－195.

［73］鹿雨晴．中医穴位按摩护理对肺癌晚期患者疼痛控制及睡

眠质量的效果分析［J］. 实用临床护理学电子杂志，2019，4（46）：95，99.

　　［74］陈雪飞，叶涛，缪俊，等. 芳香疗法联合按摩陈永忠疗法改善晚期癌症患者生存质量的评价研究［J］. 上海医药，2021，42（8）：31－34.

　　［75］钟文昭. 肺癌多学科团队诊疗中国专家共识［J］，中华肿瘤杂志，2020，42（10）：817－828.

　　［76］中华医学会肿瘤学分会. 中华医学会肿瘤学分会肺癌临床诊疗指南（2021版）［J］. 中华医学杂志，2021，101（23）：1725－1757.

　　［77］韩宝惠. 中华医学会肺癌临床诊疗指南（2019版）［J］. 中华肿瘤杂志，2020，42（4）：257－287.

　　［78］郭会芹，曹箭，李中林，等. 痰脱落细胞学检查的敏感性及其影响因素［J］. 肿瘤防治研究，2010，37（2）：197－200.

　　［79］林娟. 逐水膏穴位贴敷治疗脾虚痰湿型肺癌胸腔积液的疗效观察［D］. 广州：广州中医药大学，2014.

　　［80］谢玉萍. 温药穴位贴敷辅助治疗中晚期肺癌的临床观察［D］. 广州：广州中医药大学，2014.

　　［81］刘春蕾. 止呕散穴位贴敷防治化疗所致恶心呕吐的临床研究［D］. 济南：山东中医药大学，2021.

　　［82］吴欣遥. 音乐治疗的中外发展及临床应用［D］. 广州：暨南大学，2012.

　　［83］刘秀英，潘孟侠，夏立伟. 应用中医音乐疗法治疗肺癌患者术后不良情绪的效果及护理［J］. 时珍国医国药，2013，24（1）：216－217.

　　［84］高迎杰. 郭林气功锻炼对康复期肺癌患者生存质量影响的跟踪研究［D］. 上海：上海体育学院，2018.

　　［85］李玉超. 气功锻炼对康复期肺癌患者功能性体适能的影响［D］. 上海：上海体育学院，2018.

　　［86］韩睿，林洪生. 健身气功八段锦对非小细胞肺癌术后患者肺功能及生存质量干预疗效的临床研究［J］. 天津中医药，2016，

33（12）：715 – 718.

[87] 汪佳，李贞贞，任晓艳，等．六字诀呼吸功能锻炼法在肺癌手术患者康复中的作用研究［J］．当代护士（下旬刊），2022，29（5）：122 – 125.